生命樹

Health is the greatest gift, contentment the greatest wealth.
~Gautama Buddha

健康是最大的利益，知足是最好的財富。　——佛陀

吃出逆齡好膚質

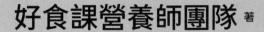

專業營養師團隊的156道食譜，21天打造素顏美肌

好食課營養師團隊 著

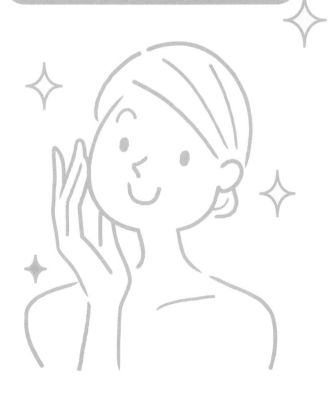

吃出逆齡好膚質

目錄

目錄

183 ｜特別收錄｜肌膚保健食品選用指南

加強煥膚功效！科學數據告訴你，哪些補充品最有效

好評推薦

　　我最開心的事是用美學與時尚的專業，以及國際經典婚紗和優雅禮服讓每一位新娘和女人更耀眼、光芒四射。不論是與心愛的人步上幸福紅毯的新娘，或是出席各種場合的女人，我認為女人要有完美的表現，除了夢想婚紗、浪漫禮服與專業妝髮外，好的肌膚狀況是唯美服飾的最佳助攻。因為亮麗的肌膚讓每一位女人更顯容光煥發、自信且迷人。

　　好食課營養師團隊整理眾多飲食與肌膚的迷思，並設計多道可以改善膚況、調整膚質的煥膚食譜，讓「飲食」+「肌膚」+「美麗」有了更密切的連結與加乘。

　　我衷心地希望每一位女人任何時刻都有自己最完美、獨一無二的演繹。

——**林莉** LinLi Boutique 創辦人

　　愛美是許多人的天性，而膚況更是美麗的關鍵，我們不只要從外來保養與治療皮膚的狀況，飲食與作息也都是讓膚況更好的要素，如果我們可以好好挑食材、好好補充營養，不僅可以調整體質，也能避開許多讓膚質變差的危險。

　　這本書是專業營養師以科學為背景，用簡單易懂的方式解析如何透過飲食來養好膚質，介紹具有豐富營養與美顏效果的食材，還搭配好吃又好執行的料理食譜與菜單，讓大家不論在家或外食都能吃出好膚況，推薦給大家！

——**趙昭明醫師** 趙昭明皮膚科診所院長

前言 | 你吃的食物 跟肌膚健康有著極大的關聯！

　　過去我們總認為保養肌膚最重要的就是買對保養品，勤奮地塗塗抹抹各種最新產品，卻很少想過要從飲食上來調整，但關於吃這件事每天少則三餐，多則五、六餐，其實飲食才是生活中無時無刻都會影響著肌膚健康與穩定度的關鍵。

　　這幾年，隨著科學的進步，健康營養、食品科學界有越來越多關於肌膚的研究，發現許多生活中的食物、營養素藉由調整體內的荷爾蒙、壓力、發炎反應影響著膚況。

　　真的有這麼神奇嗎？先讓我們看看幾個生活中常見的例子：

　　例一：女生每個月都會遇到生理週期，雌激素、雄性素濃度的更迭，讓許多人的皮脂腺分泌狀態變得與平常不一樣，而如果在飲食上有先做好準備，就能有更多彈性，讓膚況更加穩定，避免在生理期肌膚出現的小問題。

　　例二：常聽聞愛吃炸物的人容易長痘痘、愛吃精緻糖的人肌膚彈性比

較差？沒錯，相信大家都有這些經驗，飲食上過多油脂或選擇錯誤的烹調油都會讓穩定的平衡被打破！而精緻糖當然也是破壞膠原蛋白的元兇之一。

這些似曾相似的情境，我們可能都聽過，甚至自身遇到過這種狀況，但未曾深入、完整的了解。本書將帶你認識肌膚與食物的關聯以及如何用飲食調整自己的膚況。

藉由本書，我們可以看到關於肌膚保健的營養知識，破解常見的飲食迷思，更精心設計能有效調理肌膚問題的飲食計畫，我們以 21 天為基礎分 3 個階段（每週 1 階段）實際進行飲食調整！21 天是養成習慣的天數，只要 3 週就可以無痛調整你的飲食習慣，自然而然養出健康好氣色。

本書分為四大章節：

Chapter 1 肌膚與飲食的關聯

帶你認識基礎的肌膚觀念，為什麼會長青春痘？為什麼總是比別人容易有黑斑？原來膠原蛋白在肌膚的深層，那麼表層肌膚又有什麼關鍵的護膚物質呢？

當肌膚出現問題時，可以如何發現飲食漏洞，是蛋白質不足或吃錯了油脂？又或者除了甜點、蛋糕之外，是否吃到了其他不健康的醣類？

在這一章帶你了解最基礎的肌膚與飲食關聯，並邀請你做個小測驗，讓你更了解自己的膚質情況，知道自己適合選擇油性或乾性的肌膚飲食。

Chapter 2 常見肌膚飲食迷思

吃出漂亮肌膚的資訊不多，但迷思傳聞卻不少。本章帶你一起思索：

吃再多豬皮、魚皮可能都沒辦法補充到膠原蛋白？

牛奶、巧克力可能都是長痘痘的原因？

「臉油得可以煎蛋」竟然與常吃的維生素 B 群有關？

大豆異黃酮可能不是豆製品讓肌膚變好的關鍵營養素？

透過破解這些常聽到的關鍵名詞，或流傳已久的都市傳說，我們不僅能更了解飲食對肌膚的影響力，也能增進日常生活中健康飲食的基本常識。

Chapter 3 煥膚食材報你知

知道了基礎知識，破解了日常迷思，最重要的就是「我到底該怎麼吃？」。本章分門別類介紹各種推薦食物：肌膚暗沉可以多吃哪種蔬菜水果來改善？肌膚鬆弛為什麼要補充奇異果、芭樂等水果？臉上的黑斑在避免日曬的同時，多吃旗魚、鮪魚竟也能改善黑斑問題？

本章精選可以改善肌膚問題如油光、暗沉、乾燥、細紋、黑斑等問題的食材，讓你根據自身問題，學會如何挑選食物，開始邁向最適合自己的煥膚飲食。

Chapter 4 營養師精心設計 21天煥膚飲食

買了食材不知道怎麼煮？沒關係，本書直接為你設計 21 天的食譜！

第一週先從抗發炎、顧腸道、平衡內分泌開始，是為肌膚打好基礎的「打底期」。

到第二週則是分別為油性肌膚和乾性肌膚的人量身打造的「加強期」。油性肌膚的人告訴你怎麼吃能平衡油脂、穩定血糖、抑制發炎，乾性肌膚則傳授促進膠原蛋白合成、加強保濕、減少黑色素沉澱的飲食要訣。

第三週是「養成習慣期」，同樣分為油性與乾性肌膚的飲食計畫，並

加入適合運動後食用的點心和正餐，為你的健康飲食創造更多樂趣，進而養成長久保持的習慣。

本章為你建立一套完整的飲食計畫，並計算出每日適合的份量與料理作法。為了讓日常飲食有更多變化和期待感，我們用簡單常見的食材，組合出豐富多元的料理。期待你不僅能在這 21 天的飲食計畫中吃出好氣色，也能找到健康飲食的樂趣，而能夠長久持續下去。

本書的 21 天飲食計畫，為膚質屬於油性肌或乾性肌設計了不同的計畫。其實，雖然油性、乾性肌膚沒有一個明確的定義，但許多人肌膚發生的問題都是接踵而來非單一性的問題，例如偏油的膚質除了會長痘痘之外，也會伴隨容易脫妝、毛孔粗大、肌膚暗沉等問題；而容易乾裂的肌膚，不僅會有脫皮、搔癢、小細紋狀況，也較容易出現黑斑的問題。所以在這本書，我們將常見的問題歸類，分為油性、乾性兩種吃法，讓你可以先評估自己的肌膚有哪些問題想改善，進而挑選到適合自己的飲食。

本書希望你能用最自然、無負擔、零風險的方式，讓肌膚煥然一新，進而建立一生受用的飲食觀念，不但能擁有自信素顏，身體也能由內而外更健康。

Chapter 1

肌膚與飲食的關聯

1-1 從裡到外，
養出肌膚的美好肌密

你是否也曾經碰過以下情境呢？

洗完臉照著鏡子，撫摸臉上隱隱若現的痕跡，懷疑是不是新長出的細紋，回頭看著家中孩子飽滿 Q 彈又滑嫩的蘋果肌，開始感嘆歲月的腳步越走越快？

或者在炎熱的夏天，趕赴重要的會議，卻滿臉油光，吸油面紙怎麼用都不夠吸，肌膚油到可以煎蛋？但是到了乾冷的冬天，卻全身騷癢，忍不住這裡抓、那裡拍，乾燥的細紋無處躲，甚至還會不小心將皮膚抓到片片雪花落下？

或是一年四季，青春的印記總是如影隨行，粉刺、青春痘趕都趕不走，讓你經常少了點自信不敢抬頭挺胸呢？

人與人接觸，臉是重要的第一印象，不僅可以很快記憶一個人，更是判斷自信、生活習慣的重要依據，擁有好的皮相絕對能為生活許多地方大大加分！

試想如果今天你是面試官，門口走近一位容光煥發、神采奕奕又衣冠

楚楚的面試者誰不愛呢？

　　而如果今天是與喜歡的對象或久違的好友見面，誰不是從幾天前就開始保養肌膚，當天也畫上最好的妝呢？

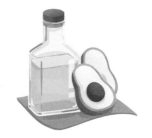

　　亮麗的外貌，良好的膚況，是人人都追求的，過去我們一直著重如何進行肌膚療程、如何使用護膚保養品，用盡各種「外在」的方式改善肌膚，卻忽略了「內在」的調整……

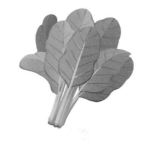

　　你知道嗎，飲食是保養肌膚非常重要的一件事！只要吃對，不僅可以改善膚況，甚至可以解決許多困擾著你的肌膚問題，而且能更長期更穩定的維持穩定肌膚。這本書就是要來跟大家分享，過去大家幾乎都不曾注意到的「如何用飲食從內而外改變膚況」！

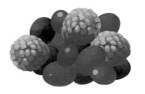

1-2 在了解怎麼吃之前，先讓我們更熟悉肌膚！

　　每到折扣季總會看到許多瘋狂搶貨、囤貨的消費者在藥妝店、百貨公司大肆掃購，而季季推陳出新的保養品也總是有各種新穎的功效來吸引大家的目光，讓不少喜愛嘗鮮的民眾願意嘗試使用，造就了台灣愛美經濟的繁榮！那些主推清潔、保濕、控油、抗老、舒緩鎮定……等五花八門功效的保養品，究竟是如何作用的呢？

　　在學習怎麼吃出亮麗肌膚之前，我們先來初步了解一下肌膚的構造，才能更了解自己的膚況，針對需求，吃出最佳的煥膚功效。

　　皮膚由外而內可分成表皮層、真皮層與皮下組織三大層：

防護的第一層：表皮層

　　表皮層最外層的角質層是由多層死掉的細胞堆疊而成，雖然我們都不喜歡臉上有太多的角質，但其實他們在肌膚保養也占了重要的角色！這些角質細胞會在角質化的過程中產生脂質與胺基酸，給肌膚最天然的保濕能力。而我們的皮膚也會隨著這些死掉的細胞變成皮屑脫落，整個角質化過程大約需要 28 天（代謝過程因人而異）。

● 肌膚構造

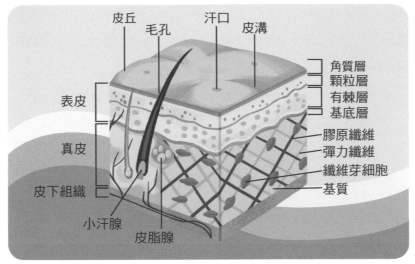

皮丘　毛孔　汗口　皮溝

角質層
顆粒層
有棘層
基底層

表皮

膠原纖維
彈力纖維
纖維芽細胞
基質

真皮

皮下組織

小汗腺　皮脂腺

註：此肌膚構造圖為簡化講解用，非完整肌膚結構

　　我們平常塗抹保養品、外用藥膏會接觸到的正是這層角質層，所以表皮層可以說是防護的第一層，也是關係著保濕能力的關鍵角色！

　　俗話說「一白遮三醜」，崇尚亮「白」的肌膚也與表皮層息息相關。當皮膚受到紫外線 UVA 的照射，會進入我們基底層刺激黑色素生成，而產生的黑色素會沉澱在表皮層，就造成了黑斑的現象。

肌膚維持 Q 彈的關鍵區域：真皮層

　　真皮層是由基質、纖維與細胞組成，透過交織的方式撐起肌膚，並利用彈力纖維來維持彈性。真皮層也包含了具有成膠性的糖胺聚醣（GAGs），像是大名鼎鼎的玻尿酸就是糖胺聚醣的一種，因為有很好的吸水功能，因此成為皮膚保濕的聖品。

除此之外，真皮層不僅讓我們肌膚維持 Q 彈，更是真正幫助肌膚吸收養分、代謝廢物的關鍵區域！因為表皮層沒有血管，再加上層層疊疊的結構會限制保養品的吸收，因此真皮層才是在肌膚中做到新陳代謝、由內而外掌管肌膚健康的關鍵。

而外敷用的肌膚保養品，因為表皮層的阻礙，要達到真皮層通常需要高濕度、封閉的環境（如：面膜）或是長時間使用同一保養品，甚至是利用外力將分子縮小後（如：醫美導入）才能獲得想要的肌膚功效。

● 護膚產品如何穿透表皮達到真皮層

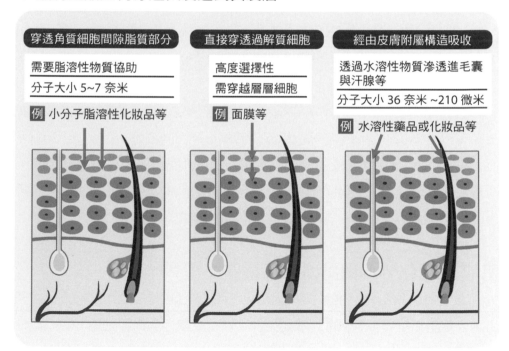

穿透角質細胞間隙脂質部分
需要脂溶性物質協助
分子大小 5~7 奈米
例 小分子脂溶性化妝品等

直接穿透過解質細胞
高度選擇性
需穿越層層細胞
例 面膜等

經由皮膚附屬構造吸收
透過水溶性物質滲透進毛囊與汗腺等
分子大小 36 奈米 ~210 微米
例 水溶性藥品或化妝品等

維持體態減少皺摺：皮下組織

最內層的皮下組織，則是一個緩衝的作用，如果皮下組織流失、脂肪太少，可能會讓肌膚產生皺紋，而過多脂肪則會壓迫到真皮層，讓彈性纖維斷裂，形成肥胖紋。因此維持適當的體態就能照顧好皮下組織，減少產生皺摺的風險。

這些洋洋灑灑的肌膚生理其實遠比想像中的複雜，讓我們稍微簡化，把它們轉化成大家比較熟悉的煥膚關鍵字來閱讀，輕鬆記住以下重點就可以了：

· **黑斑、暗沉、乾燥脫皮、毛孔粗大、青春痘**：取決於我們最外層表皮層的角質健康度。角質裡的黑色素可以幫我們抵擋紫外線，讓我們較不易發生皮膚病變。而正常的角質層含水量約為 20 ～ 35%，越往底層含水量越高。當角質層的水分下降至一定程度，皮膚就會開始感到粗糙、乾燥、繃緊，進而改變皮膚更新的角化週期，使得角質延後或提早脫落（脫屑），若是角質代謝長期異常，皮膚的屏障功能就會降低，容易因為環境溫度變化、化學物質等外力因素引起發炎、紅腫，也就是常聽到的過敏反應。

· **失去彈性、油脂分泌**：真皮層裡有皮脂腺與各種纖維組織。皮脂腺控制油脂分泌；纖維組織（本身即為一種蛋白質）撐起我們肌膚的彈性，利用膠原纖維、彈力纖維以及充盈其中的糖胺聚醣（如：玻尿酸）來達成美肌目的。這些纖維組織會隨著年紀的增加、平常的保養、生活、飲食習慣的情況有所變動。

- **細紋**：皮下組織做為最底層的組織，脂肪的多寡會從裡而外影響著整個結構，脂肪流失太多就會從內部皺縮，讓肌膚失去光滑、產生皺摺；反之，過多的脂肪擠壓到真皮層的纖維組織時，就會產生我們都不喜歡的肥胖紋！

　　回想一下每次到專櫃購買化妝品時，美容顧問最常幫我們分析是油性肌、乾性肌或敏感性肌，為什麼會這樣分呢？其實對於肌膚保養來說，只要能有效改善油脂跟水分平衡就能解決許多的困擾。

　　接下來就讓我們一起看看，除了一般「外用」護膚保養品，如何同時由飲食「從內」打好煥膚基底。吃對食物，將食物中吸收的關鍵養分透過血液運送到真皮層，給肌膚需要的營養，同時也調整進食時間與方式，減少腸胃道壓力，降低發炎反應；再搭配自己平常使用的保養品，內外相輔相成，相信就讓肌膚有煥然一新的感覺。

1-3 認識三大營養素，養出健康肌膚的關鍵

　　醣類、油脂、蛋白質是我們食物中含有的三大營養素，這個章節讓我們先認識這三個營養素與肌膚的關聯，下一章會為大家解答常見的肌膚飲食迷思，而第 3、第 4 章會帶你學會該如何挑食物與補充維生素、礦物質，並且提供設計好的菜單，讓你完整打造逆齡好膚質。

醣類：全穀 in 精緻醣 out，讓 Q 彈肌膚陪你久一點

　　醣類帶來的三大危害「糖化終產物」、「雄性素」、「自由基」，想要美膚的你不可不知道！

產生「糖化終產物」，破壞肌膚膠原蛋白。

　　你聽過糖化作用嗎？不論吃起來有沒有甜味，飲食中的醣類食物經過消化吸收後，可被分解成單糖、雙糖等還原糖，可以供給全身細胞能量，但如果攝取過多的糖，多出來沒有被拿來做為能量的糖會跟體內的蛋白質作用，經過一連串的化學反應後變成糖化終產物（Advanced Glycation End products，AGEs），這些就是會破壞肌膚膠原蛋白的有害物質之一。最可

怕的是，這個作用是不可逆的，只要產生糖化終產物就可能在全身各處造成氧化傷害。

如果糖化終產物走到了肌膚的真皮層，就會破壞負責撐起肌膚結構的膠原蛋白、彈力蛋白。這些蛋白很纖細敏感，本身會隨著年紀增加而減少，甚至長期日照也會造成氧化傷害，但最可怕的是每日飲食中的糖化終產物，會快速使蛋白質變性、失去彈性，讓肌膚變得鬆垮垮。

活化「雄性素」接受器，使粉刺增生。

當我們吃下醣類食物後血糖會上升，這時掌管血糖平衡的肝臟會受到刺激，開始分泌胰島素讓血糖達到平衡，同時也會分泌出類胰島素生長因子（Insulin-like growth factor-1，IGF-1）來合成身體需要的蛋白質，可惜的是，這一連串的過程會活化雄性素接受器使得皮脂分泌更旺盛，影響角質代謝，造成粉刺增生，一個不小心，粉刺就會發炎變成青春痘了！

常見精製糖與全穀類食物

精製糖 out	全穀類 in
含糖飲料 珍珠奶茶、鋁箔包飲料、可樂、果汁	**全穀物類** 糙米、紫米、胚芽米、燕麥
甜點 蛋糕、泡芙、冰淇淋、巧克力吐司	**豆類** 綠豆、紅豆、鷹嘴豆、米豆
加工製品 貢丸、肉鬆、熱狗麵包	**雜糧類** 地瓜、芋頭、馬鈴薯、玉米、南瓜

「自由基」造成長期發炎反應與肥胖，
導致肌膚受損並產生肥胖紋。

　　飲食中過多的精緻糖會使得血糖快速波動，容易增加體內的自由基，自由基會繞行身體各處攻擊健康的細胞，造成細胞、組織的傷害，且高血糖的狀況下會抑制嗜中性球與吞噬細胞等免疫系統作用，降低我們自體免疫力，造成發炎問題。而且愛吃糖的人容易導致肥胖，有更高的機率皮下組織脂肪量過高，產生肥胖紋。

　　已經有許多小型的觀察性研究發現，只要避免胰島素快速的波動，就可以降低長痘痘的困擾，就算長痘痘也可以減緩嚴重性。因此為了使肌膚煥然一新，我們第一件事就是優先用全穀類食物來取代精緻澱粉，並且嚴格限制精製糖、額外添加糖的攝取量，每天精製糖攝取量應低於總熱量的 5% 以下為佳，能不吃更棒！（完全戒除甜點與手搖杯）

油脂類：失衡的 ω-3 跟 ω-6 油脂比例讓你致痘又催老

　　拜現代健康意識抬頭所賜，我們都知道要多選擇植物性的油脂，少用動物油，因為植物性油脂含有較高的不飽和脂肪酸，可以降低心血管的負擔，而這也與今天要聊的煥膚飲食息息相關。

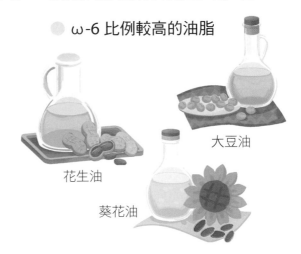

ω-6 比例較高的油脂

大豆油

花生油

葵花油

ω-6促進發炎反應，增加青春痘危機。

不飽和脂肪酸依照化學結構中雙鍵位置的不同，分為 ω-3、ω-6、ω-9 等不同形式，這些不同種類的油脂調控著體內的發炎反應，雖然三者都是不可或缺的好油脂，但如果 ω-6 脂肪酸攝取超量就會傾向發炎（會代謝出發炎因子：前列腺素 I2、血栓素 A2）。

而長痘痘就是發炎反應的一種：皮脂分泌過多油脂，加上不正常的角質代謝以及過度滋生的痤瘡丙酸桿菌，使得毛囊附近發生發炎現象，這時皮膚開始發紅，甚至是長出膿皰，就生成了我們常說的青春痘或痤瘡。

西化飲食習慣，ω-6攝取超量20倍！

近年因飲食西化的緣故，ω-6 攝取量大幅上升，造成比例上嚴重失衡，最佳的比例是 ω-3：ω-6 = 1：1，但嚴重西化的飲食可能會達到 ω-3：ω-6 = 1：20 的誇張比例，也因此隨著飲食習慣的演變，許多人長痘痘的狀況越來越嚴重。

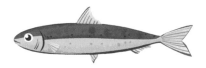

ω-3 含量較高的食物

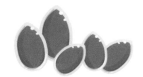

奇亞籽

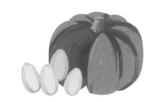

沙丁魚

南瓜籽

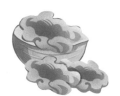

核桃

黃豆

多吃堅果、油脂豐富魚類，降低發炎反應達到抗痘效果。

　　所以在飲食上我們需要刻意選擇平常攝取較不足的 ω-3 或 ω-9 脂肪酸，像是堅果、油脂豐富的魚類，同時減少油炸食物，就是最佳的抗痘原則之一。

　　除此之外，近年來也發現，飲食中如果常攝取飽和脂肪含量高的食物（動物油脂），可能會增加體內發炎因子 IGF-1 濃度，但多吃一些含有 ω-3 脂肪酸的食物則可以降低 IGF-1 和毛囊炎症來降致痘風險。

● ω-9 比例較高的油脂

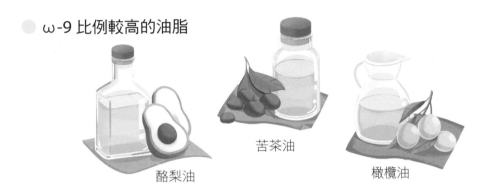

酪梨油

苦茶油

橄欖油

蛋白質類：食物中吃的膠原蛋白對煥膚沒用！
不如多吃點優質蛋白質

　　別再相信坊間說的豬腳、木耳可以補充膠原蛋白的說法了！食物中的膠原蛋白分子量過大，身體是無法吸收的，所以吃再多豬腳、木耳都是沒辦法變成肌膚上的膠原蛋白，別再白白吃進過多熱量。

　　所以吃「蛋白質」沒效嗎？不對！我們該注意的不是食物中的「膠原蛋白」，而是「優質蛋白」，我們全身的膠原蛋白、彈力蛋白、免疫系統、

肌肉組織的生長與修復都需要依靠蛋白質，所以只要吃足「優質蛋白質」，就能對煥膚有所幫助。

所謂的優質蛋白就是高比例、好吸收的蛋白質，像是雞肉、豬里肌、牛腱、豆漿等，第 3 章會更完整的介紹各種食物。

水分：尚未證明與肌膚保濕關聯性，但喝足水分百利而無一害

還記得前面所說，表皮的含水量會隨著肌膚構造由外而內遞增，直至基底層最多可達約 70%，而且真皮層裡的的基質含有玻尿酸，可以幫助肌膚吸滿水分。

雖然學理上尚無法解釋飲食中的水分可以直接補充肌膚紋理中的含水量，但根據部分小型的人體觀察性試驗，發現充足水分確實提升表皮肌膚含水量並改善了肌膚乾燥與粗糙的狀況。不僅如此，充足的水分也有助於排便，可以減少宿便堆積在腸道的時間，將廢物儘快從體內清除。

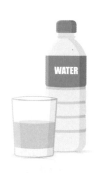

一天要喝多少水？

1. 總水量＝自己的體重 X 30 ～ 35 毫升（包含飲水、食物中的水分、湯品、茶等）
2. 扣除部分食物中的水分，每天至少要喝 1800 ～ 2000 毫升的純水。

1-4 趣味小檢測，看看你適合先吃哪一種飲食！

　　21 天煥膚飲食會以乾性肌膚、油性肌膚兩種飲食方式來設計食譜，所以在這邊邀請大家先來個趣味小檢驗，看看你目前的肌膚狀況可能較適合哪一種飲食！（本測驗用於書籍中飲食建議，若有肌膚相關醫療問題，可至醫院檢驗與評估）

膚況小測驗

A 區	B 區
□有青春痘、粉刺	□皮膚容易搔癢
□上妝後容易脫妝	□容易有小皮屑、脫皮
□毛孔越來越明顯	□眼睛周圍、嘴角出現小細紋
□肌膚黯淡	□出現一些黑斑
□愛吃油炸食物	□愛喝含糖飲料

A區、B區，哪一區你勾選得較多呢？

- A 區多：建議先挑選油性肌膚的飲食
- B 區多：建議先試試乾性肌膚的飲食
- 完全沒有相關狀況：那恭喜你有良好的基礎，可以先試著吃油性肌膚的飲食，一同調整體內的免疫、抗發炎機制，讓身體有更好的保護力！
- 兩者分數相當：也建議可以從油性飲食開始，會更快看到肌膚上的改變喔！

在這章的最後，想跟大家分享兩個觀念：

1. 肌膚的狀態是分區呈現、動態的，嚴格來說油性肌、乾性肌與中性肌膚其實是為了方便分類而產生的名詞，我們可以針對這些肌膚類型的常見問題做飲食上的調整，但飲食是預防、延緩、優化的作用，平常還是要做好其他保養，而且如果肌膚已經出現較明顯、嚴重的症狀，別忘了還是要趕快找皮膚科醫師喔！

2. 飲食與肌膚保養息息相關，肌膚的狀況會隨著飲食、作息、外在環境、個人保養觀念而有所不同，內在的飲食吃對，再加上外在的保養，就能讓膚況更穩定，減少、延緩過敏與老化現象。

Chapter 2

常見
肌膚飲食迷思

2-1 吃豬腳補膠原蛋白？飲食偏方大解析

　　肌膚的問題五花八門，雖然不可能在短時間內透過飲食根治所有問題，但只要了解自己的肌膚狀況、加強相關飲食知識，便能透過選擇適合自己的飲食或是食材來緩解、減少問題，讓肌膚狀況好轉，讓自己看起來更有光彩，也能夠更有自信。

　　在這章節就讓我們先來破解舊有的錯誤觀念，重新建構正確資訊，讓煥膚飲食知識為你打好最佳基礎。

　　"膠原蛋白有吃就有效？吃辣不僅會水腫也會長痘痘？吃檸檬會更容易曬黑？"

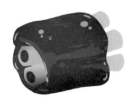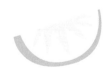

你是否常聽到上面的說法？網路資訊發達，真真假假的訊息，反而讓你手足無措不知道該怎麼吃嗎？

　　別擔心！營養師這就來跟你分享民間常聽到的飲食偏方、都市傳說到底是真還是假。

　　因為每個人的飲食狀況皆不同，複雜度高，且肌膚飲食議題為較新資訊，完整大型研究較少，以下的研究和論述多為小型、觀察性的動物或人體試驗結果，在科學上較難明確區隔是否為某種食物營養素引起之皮膚問題，因此建議讀者可以跟著我們一起試試看，並隨時觀察自身肌膚狀況，當個小小實驗家，或許就能看到肌膚上的改變。

2-2 抗痘篇：都是因為吃這些才長痘痘？

Q1 喝牛奶容易長痘痘嗎？這是為什麼呢？

A1 想養膚可嘗試戒奶。

　　牛奶（乳製品）是營養師非常推薦給全年齡層的食物種類，每天兩杯乳製品就可滿足成人約 50% 的鈣質需求。但是近來發現，在消化乳品的過程中，乳糖會刺激胰島素的分泌，牛奶中的蛋白質（其中的支鏈胺基酸：BCAA）會增加血液中 IGF-1 的濃度並作用在雄性激素受體，增強雄性激素的反應，促使皮脂腺的脂肪生成，增加肌膚出油的問題。

　　此外，根據觀察更發現受試者的痘痘嚴重度會隨著乳品中乳脂肪的含量而呈現負向相關性，也就是說**喝脫脂乳品的人較全脂乳品更容易暴露在致痘風險**！雖然文獻中並未提及不同乳脂肪含量乳品對於痘痘的風險機轉，但在這邊可以建議平常因為想降低動物性油脂而改喝脫脂或低脂奶的民眾，可**換成全脂奶來調整**，**或嘗試戒除乳品一段時間**，改由其他食物來補足乳品中很重要的鈣質、蛋白質、維生素 B1、B2，藉由減少荷爾蒙的波動來抑制皮脂腺的分泌，避免自己暴露在容易致粉刺、痘痘危機中。

● 全脂、低脂、脫脂奶比較表

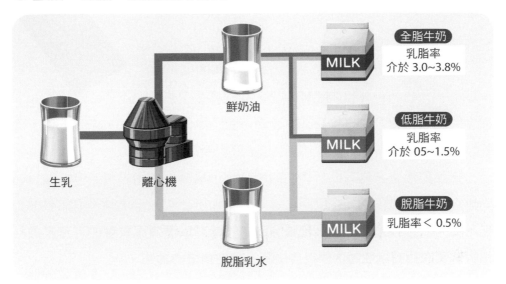

生乳　　　離心機

鮮奶油

脫脂乳水

全脂牛奶
乳脂率
介於 3.0~3.8%

低脂牛奶
乳脂率
介於 05~1.5%

脫脂牛奶
乳脂率 < 0.5%

Q2 巧克力和甜食吃多真的容易長痘痘？

A2 想養膚者，再黑的巧克力、甜食都建議少碰！

　　許多人喜歡吃巧克力是為了得到可可中的營養價值，選擇可可純度高的黑巧克力，除了含有像是鐵、鎂、銅等礦物質之外，其中的酚類化合物因為是很棒的抗氧化劑，不僅可以抗氧化、抗發炎，有助於心血管的健康，也能讓心情更美麗。

　　但是，吃巧克力卻會讓我們的肌膚變得不美麗！在第 1 章提及，精緻糖會破壞膠原蛋白的結構，讓皮膚失去彈性，也會作用在皮脂腺上，增加出油量，可以說是養膚的頭號敵人。

　　根據一個小型的研究發現，即便是黑巧克力，一樣出現了致痘問題：四週每天攝取 10 公克市售 70% 黑巧克力的男性，他們的皮膚表面竟比牛

奶巧克力組別產生更多的油脂與角質過度代謝、皮膚表面痤瘡丙酸桿菌的增加問題，使得毛孔發炎、紅腫，變成棘手的痘痘！

若是純的巧克力呢？另一研究也觀察到即便是不含糖、不含奶的百分百純黑巧克力，同樣產生了粉刺增生的現象，我們可以推論或許是黑巧克力中的油脂種類，像是油酸、硬脂酸等成分造成了毛孔堵塞，而引起了痘痘問題。

雖說酚類化合物有助於體內的抗氧化、抗發炎作用，但可惜的是目前尚無直接的證據佐證為什麼吃巧克力會增加肌膚的致痘風險，但如果你是吃巧克力不會致痘的民眾，營養師還是鼓勵**可以選擇高純度的可可來做為相對健康的甜點增加體內對抗自由基、發炎物質的食物。**

Q3 長痘痘是因為吃太多油炸物？

A3 壞油將引起自由基攻擊，引發全身性的發炎反應。

從營養師的角度來看，油炸食物除了香氣、美味這兩個優點，對於一般民眾來說還是弊大於利的。外層酥脆的麵衣裡頭吸附了過多的油炸油，熱量瞬間翻倍，而這些油炸油也因為經過高溫（大於 120°C）油炸後，食物裡的胺基酸與還原醣作用後產生了致癌物質丙烯醯胺，甚至是對心血管有極大傷害的反式脂肪酸。在享受炸雞、薯條美味的當下，我們通常都把這些身體不必要的傷害拋諸腦後，最有感的通常都只剩下體重變化。

目前尚無直接的證據可以說明油炸食物與痘痘的機制，僅有部分的觀察性研究指出，**青少年的青春痘與飲食中高脂食物的攝取頻率相關**，而在這邊營養師也認為可以用油炸食物引起的肥胖與促發炎來說明對肌膚細胞造成的氧化壓力與發炎反應，因為這些糖化產物也會使得膠原蛋白減少、

彈力蛋白失去彈性，讓肌膚變得鬆垮。特別一提的是**炸薯條**，本身即是精緻澱粉，在經過油炸後，其升糖指數（Glycemic Index，GI，是指在吃入含醣食物後，影響血糖上升速度的數值）也跟著上升，被認為會**影響荷爾蒙和胰島素敏感性，進而誘使痤瘡產生**。

其實我們的皮脂主要是由三酸甘油脂（40～60%）、蠟酯、角鯊烯、膽固醇組成，會在表皮形成天然的保濕成分，因此**飲食中也應選擇好的油脂來源，再控制油脂的份量**，才有助於趨吉避凶。若完全不碰油脂類食物，不僅會影響脂溶性維生素吸收，長久下來也可能引起皮膚的乾燥，讓細紋找上門。

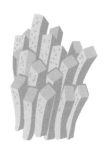

2-3 平衡油脂篇：為什麼臉上會「油得可以煎蛋」？

Q1 油性膚質可能是缺乏維生素 B 群？

A1 以學理上來說，維生素 B 群參與脂質代謝，其中維生素 B3、B5、B6 可能有助於改善肌膚發炎、紅腫問題，協助角質代謝與膠原蛋白新生。

B 群是一群水溶性維生素營養素的統稱，裡頭包含了維生素 B1、B2、菸鹼素（俗稱 B3）、B5（俗稱泛酸）、B6、葉酸、B12……等，因為參與了人體醣類、脂質、蛋白質的代謝，因此市面上販售的 B 群經常與提振精神、促進新陳代謝的功效劃上等號。

根據國民營養調查，國人對各種維生素 B 的攝取狀況均有達到 80 ～ 100% 的需要量，因此較無維生素 B 群缺乏的問題，但在 20 世紀初或者是開發中國家仍可發現因為缺乏細胞代謝過程中的輔酶 - 菸鹼素（B3）而引起的糙皮症，使得皮膚紅、癢、屑等角質代謝異常的發炎症狀。而維生素 B6 更參與了醣類食物消化過程中的輔酶以及蛋白質胺基酸 proline 的代謝與合成，可促進膠原蛋白的新生。

另外根據 2014 年的小型試驗，**經過 12 週的維生素 B5 補充，可有效改善痘痘、發炎等臉部的「瑕疵」表現**，推測其美膚機轉可能是透過維生

素 B5 在皮膚表面有著抗菌、調節角質形成細胞的增生與分化來軟化角質，因為只有維持健康的角質代謝，才能避免臉上油脂分泌異常，細菌滋生引起的油痘肌找上門。

富含維生素 B 群的食物

維生素 B 群	常見食物
維生素 B1	糙米、全麥吐司、豆類、豬肉
維生素 B2	內臟類、乳品、深綠色蔬菜
菸鹼酸（B3）	雞肉、魚、蛋、牛奶
泛酸（B5）	內臟類、肉類、玉米、糙米
維生素 B6	海鮮、香蕉、綠葉蔬菜、馬鈴薯
維生素 B12	肝臟類、乳品、肉類、魚類、蛋

Q2 油性皮膚與重鹹、辛辣食物有關嗎？

A2 重鹹易水腫，引起皮脂腺分泌異常，造成阻塞。至於辛辣食物是否會引發這些問題則待證實。

皮膚科醫生總提醒痘痘肌要少吃重口味的食物，因為這樣的飲食型態其食物不外乎是重油、重鹹、重辣！根據目前世界衛生組織的建議，成人每日的鹽巴攝取量以 6 公克為限（等於 2400 毫克的鈉），但國人目前的鈉攝取量換算下來已逾 10 公克的鹽！過多的鹽分將影響體液的平衡，因為鈉離子就像海綿，會吸水，使得水分滯留在組織間，也就是所謂的水腫。一

個小型的人體試驗文獻指出，**過多的鹽分可能使得毛囊、皮脂腺水腫，皮脂容易阻塞，導致痤瘡丙酸桿菌的滋生**，有趣的是這個試驗中還發現，吃越鹹痘痘冒得越快！

　　而辛辣食物目前則較無強烈的證據指出兩者間的關聯性，推論可能是因為多數的**辛辣食物也同時囊括了重鹹、重油甚至是精緻糖等可能引發致****痘風險的成分**，否則單以新鮮辣椒來說，裡頭的辣椒素反而還是很棒的抗菌、抗氧化的植化素，是可以適量食用，促進新陳代謝的天然辛香料。

Q3 肌膚外油內乾是什麼？缺水反而會出油？

A3 錯誤資訊別再瘋傳！油脂與水分平衡為兩個個別獨立作用機轉。

　　所謂的保濕其實同時包含了水分與油脂的平衡問題，除了外用的保養品之外，前者是透過角質細胞間吸收空氣與真皮層的水分，與細胞自然分泌具有保濕效果的成分所調節，後者則是透過皮脂腺分泌油脂以及角質細胞代謝出生理性脂質，如：神經醯胺、脂肪酸等天然保濕因子（NMF）所共同調控。簡單的說，這是兩個不相干的系統，彼此不會相互作用，**出油就是皮脂問題，缺水即是我們的角質含水量不足，角化異常。**

　　如果肌膚出現了外油內乾的表徵，很可能是肌膚屏障出了問題，引起**發炎反應**，這時會建議先簡化甚至停用你的保養品，趕快尋求皮膚科醫師的協助。在藥物使用上，醫師可能會使用抗生素來抗菌，A酸代謝角質，而飲食上則建議改以清淡、多蔬果、少精製糖的型態共同進行抗痘戰役，別再亂吃給肌膚火上加油了。

2-4 保濕篇：
解析吃的保濕聖品

Q1 吃膠原蛋白可以保濕？

A1 吃對膠原蛋白才有幫助。

　　膠原蛋白是美膚成分中的熱搜排行榜，但關鍵在於怎麼選擇。膠原蛋白是真皮層中很重要的結構，是一種蛋白質，約占蛋白質總量的 30% 左右，除了負責撐起肌膚彈性之外，其實也與皮膚的保水度、防曬相關，但隨著年紀的增長、日曬、不當的飲食習慣（愛吃糖、油炸物……）會加速膠原蛋白的流失。

　　隨著食品科學的進步，科學家把膠原蛋白的分子量變小了！根據動物實驗到小型的人體試驗中發現動物在攝入水解型膠原蛋白後，可在血液中偵測到被吸收的小分子二胜肽胺基酸 Hydroxyproline（Hyp）的蹤影，證明了動物體是有機會可透過消化道吸收的途徑來補充膠原蛋白。

　　除了維持蘋果肌的 Q 彈外，日本也以從豬皮、魚鱗萃取的胜肽等級膠原蛋白進行人體試驗（再次提醒讀者，食物中的豬皮、魚皮因分子結構大，經消化後是無法被吸收的），在**連續補充四週的膠原蛋白後，受試者的肌膚角質層含水量與水分流失量也有顯著的改善，讓保濕與 Q 彈一次到位**。

而過去大家認為補充膠原蛋白僅是為了補回流失的膠原蛋白量，但後來發現人體是可以透過補充膠原蛋白來刺激膠原母細胞增生，加成我們養出 Q 彈美膚的效果！

膠原蛋白透過以下機制來延緩肌膚老化：

- 是纖維母細胞中生成膠原蛋白的前驅物
- 去除細胞內的活性氧物質，保護細胞減少內源性的氧化傷害與發炎反應
- 促進膠原蛋白與玻尿酸合成
- 抑制蛋白酶轉錄因子活性以避免膠原蛋白降解

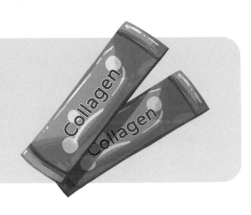

選擇經水解處理，成分中含有 proline-hydroxyproline（Pro-Hyp）這樣二胜肽分子的產品，較具有實證之效力。

Q2 吃的玻尿酸可以保濕嗎？

A2 學理、臨床上是可行的。

玻尿酸（hyaluronic acid）又稱為透明質酸或醣醛酸，主要是由「葡萄糖醛酸」、「乙醯葡萄糖胺」聚合而成的大分子多醣類，存在於我們的結締組織、黏液中，除了在關節中負責潤滑的作用外，最為愛美人士津津樂道的就是補水、保濕的作用，雖然我們的角質細胞也會自然分泌部分的天然保濕因子（如玻尿酸），但隨著年紀的增加、不健康的角質層也會因為

無法吸水、鎖水而降低肌膚的含水量，使皮膚容易乾燥、長皺紋。

相信你的化妝桌上目前也放了幾瓶標榜使用玻尿酸的保濕聖品吧！除了外用，市面上也不乏相關的口服玻尿酸保健食品，玻尿酸其實也像膠原蛋白一樣，從藥物動力學的角度來說是可以被動物、人體吸收，也能在血液或關節、皮膚中測得。

我們推論這些經腸道吸收的玻尿酸是透過刺激纖維母細胞的數量增生，而這些纖維母細胞也會被攝入的玻尿酸寡醣刺激，增加玻尿酸的生成，利用**玻尿酸結構易與水分子結合的特性來幫助皮膚保留水分、抑制皮膚水分的散失，與真皮組織中的膠原蛋白共同撐起肌膚的彈性與水潤**。

Q3 大豆異黃酮能幫助荷爾蒙正常代謝，避免肌膚乾燥？

A3 具活性的大豆異黃酮結構類似女性雌激素，但兩者尚無大型證據指明其直接關聯性，難以確立護膚功效機制，且食用需考慮其大豆異黃酮結構之活性問題，方具人體吸收效力。

相信聰明的你已經知道肌膚出油量是由很多內外在環境因子共同作用引起的「表現」，荷爾蒙就是其中一個主因，我們可以從女性的生理痘推知一二，你是否曾有這樣的經驗呢？在生理期前幾天，因為黃體素上升，雌激素下降，此時體內的雄性激素濃度也相對較高，雄性激素會作用在雄性激素受體引起較多的皮脂分泌與毛孔變大；但在經期後，排卵期前，又因體內的雌激素濃度維持在較高濃度下，讓皮膚看起來光滑、水潤也較不容易長粉刺呢？這個蜜月期總是讓人不化妝也美麗！

在 2006 年發表了一個小型人體試驗，26 名 30 至 40 歲女性每天食用 40 毫克醣基大豆異黃酮的膠囊，在 12 週後發現，**補充大豆異黃酮膠囊的組別臉上細紋明顯減少，過程中在第 8 週也發現其肌膚彈性較未補充前高，**

因此被認為有不錯的抗老效果。

　　但這篇研究卻無法提出到底是大豆異黃酮引起的美膚功效，抑或是其他黃豆中植化素成分達到抗氧化的護膚、抗老化功效，且試驗中是選用人體難以吸收、活性低的有醣基大豆異黃酮，有待後續再進一步探討兩者的關聯性。

　　其實黃豆本身即為身體容易吸收、蛋白質利用率佳的良好食材，低脂、無膽固醇的特色，如果連豆渣一起吃，更能補充滿滿的膳食纖維，即便無法實質轉換成美膚好朋友雌激素，但仍是我們推薦**可以每日食用，部分取代動物性蛋白質的好食材**。

大豆異黃酮小知識與迷思

大豆異黃酮是什麼？

　　大豆異黃酮（soy isoflavone），是存在黃豆中的異黃酮物質，這類的異黃酮共有 12 種，依照是否含醣基可分成無醣基（alycone）與醣基（glucoside）形式，又因無醣基形式才能被人體吸收，因此稱為「活性大豆異黃酮」。大豆異黃酮存在許多植物中，在常見食物中，又以大豆含量最為豐富，因此「大豆」異黃酮就成為相關的代名詞。

活性大豆異黃酮

　　活性大豆異黃酮結構類似於生理雌激素，且不具醣基能被腸道吸收。依據官能基，能再分成 Daidzein、Genistein、Glycetein，共三種。

活性大豆異黃酮

非活性大豆異黃酮

　　Daidzein、Genistein、Glycetein 三種不具醣基的活性大豆異黃酮，再鍵結葡萄糖而成，分別為 Daidzin、Genistin、Glycetin 三種。

非活性大豆異黃酮

非活性大豆異黃酮

　　在原本的非活性大豆異黃酮的醣基上，再延伸出乙醯基（acetyl-）或丙二醯基（malonyl-），共有六種形式。

非活性大豆異黃酮

雌激素與大豆異黃酮

　　活性大豆異黃酮的結構似生理雌激素，能作用於雌激素受體，因此有些研究認為補充活性大豆異黃酮，有助雌激素不足造成的問題，如：停經症候群。

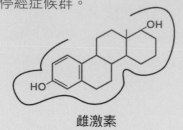

雌激素　　　　　　　　　　　大豆異黃酮

豆漿的大豆異黃酮含量

原始大豆異黃酮含量比例

　　黃豆與豆漿的大豆異黃酮，97% 為非活性形式，人體難以吸收。

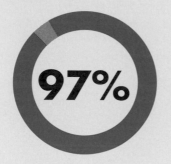

97%

提升大豆異黃酮活性

　　黃豆本身具有去除醣基的酵素（-glucosidase），此酵素於 50 度具有最高活性。將黃豆洗淨後泡在 50 度恆溫水中 8 小時，可以大幅提高黃豆中活性大豆異黃酮的含量。

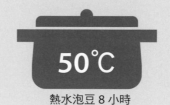

50℃

熱水泡豆 8 小時

註：要注意食品安全的問題，建議使用過濾水或已煮沸的水，能減少細菌問題。

大豆異黃酮的吸收問題

　　大豆異黃酮具有兩種結構，含有醣基與不含有醣基，人體只能吸收「無醣基」大豆異黃酮，腸道內的細菌，能部分將去除「含醣基」大豆異黃酮的醣基，形成「活性大豆異黃酮」並由腸道吸收。

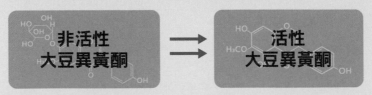

喝豆漿誘發子宮肌瘤？

　　美國流行病期刊與美國臨床營養雜誌的流行病學與人體試驗研究，並未發現豆製品（黃豆、豆漿、豆腐）的攝取量與子宮肌瘤風險有關，學者也普遍認為黃豆製品不會造成子宮肌瘤。

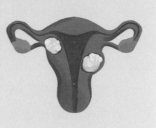

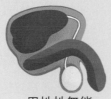

男性性無能

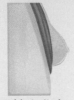

男性女乳症

大豆異黃酮造成男性障礙？

　　此説法源自於數起性無能的個案報告，這些個案都有攝取較多豆製品的習慣，亦有新聞指出男性女乳症與喝豆漿有關，然而大豆異黃酮是植物性類雌激素，所以將元凶指向豆製品的大豆異黃酮。目前尚無法確立兩者關聯性，也有研究發現攝取豆製品的男性，具有較佳的精蟲品質，因此正常飲用下不需要擔心會造成男性障礙。

2-5 減少暗沉篇：拒當黃臉婆！

Q1 吃富含胡蘿蔔素的食物（木瓜、紅蘿蔔）臉也會變黃？

A1 吃過量是有可能會變黃臉婆！但只要不過量，減量攝取高胡蘿蔔素食物後即可恢復。

　　黃橙色的紅蘿蔔富含胡蘿蔔素，可視為維生素 A 的前身，而一般所謂的維生素 A 其實是胡蘿蔔素與維生素 A 異構物（視網醇、視網醛、視網酸）等不同形式存在的維生素 A 總稱。胡蘿蔔素這個僅存在植物中的天然色素若攝取過多，容易沉積在我們的角質層、汗腺、皮脂中，因此在角質層較厚、容易流汗的 T 字部位、手、腳掌就較容易出現色素沉殿的現象。但是這個現象其實並不影響健康，民眾可不必擔心。

　　臨床上曾發現每一百毫升血液中的胡蘿蔔素濃度超過 250 μg 就可能出現此**黃皮現象，若是換算成食物的話，需要食用約 270 公克的胡蘿蔔才有可能發生！**事實上，另有一小型研究發現，**胡蘿蔔素補充劑可以提高肌膚的保水度、彈性**，**避免曬黑與老化**，是很好的美膚營養素，希望能扭轉民眾討厭胡蘿蔔的印象，適量食用這類黃橙色蔬果。

　　皮膚科醫師最愛用來治療粉刺的 A 酸、A 醇其實就是維生素 A 的延伸

物，這個脂溶性的的維生素會作用在快速置換的上皮細胞上（如皮膚、胃腸道等）來減少皮膚粗糙、乾燥的現象，透過控制細胞基因表現來提高免疫防禦機制，另外更參與體內抗氧化、胚胎發展、生長與維持正常視覺的作用，真是好處多多。但提醒大家，根據國民營養調查，普遍來說國人並沒有維生素 A 攝取不足的問題，無需因為好處多多而長時間、大量攝取。

維生素 A 在動物體內存在形式：視網醇（ retinol ）、視網醛（ retinal ）、視網酸（ retinoic acid ）形式存在；植物體中多以類胡蘿蔔素（Carotenoids）的方式存在，包含 β- 胡蘿蔔素、α- 胡蘿蔔素、γ- 胡蘿蔔素等。

Q2 抽菸會使得皮膚暗沉？

A2 是的，尼古丁會多方影響肌膚含水量、彈性與呈色。

　　根據美國內科醫學會針對吸菸者所做的研究，連續一年以上，每天一包香菸，皮膚老化速度為一般人的兩倍！因為菸裡面的尼古丁會使得血管收縮，影響血紅素的氧合能力，減少周邊組織的血液供給，使得肌膚較無血色。而煙裡的菸焦油、一氧化碳也會傷害皮膚細胞正常的基因轉錄，在缺氧的狀況下更會增加體內的氧化壓力，同時快速消耗體內抗氧化劑的存量，造成全身性發炎反應，破壞膠原蛋白使得皮膚變薄、失去彈性、產生皺紋，多重傷害下引起皮膚的暗沉與老化，這也就是皮膚科醫生可以從外觀看出病人是否為老菸槍的原因。所以**戒菸與杜絕二手菸都是最基本的養膚之道**。

Q3 吃穀胱甘肽可以改善暗沉嗎？

A3 穀胱甘肽是美白錠、美白針裡主推成分，口服易被分解，推估應是其他美白成分共同達到護膚效益。

穀胱甘肽（Glutathione）是由穀胺酸（Glutamate）、（半胱胺酸 Cysteine）、甘胺酸（Glycine）三種胺基酸組成的短胜肽，在體內扮演著抗氧化的作用，這樣的口服抗氧化劑透過抑制自由基的生成來減少黑色素細胞產生黑色素，因此被認為與美白相關。

那麼，口服有沒有效呢？問題就出在這些吃下肚的穀胱甘肽會在腸道分解為單一的胺基酸，以學理上是無效的，但若能從飲食中獲得這三個元素，人體是有機會自行合成這樣的抗氧化劑，因此**每日攝取優質蛋白質，甚至是適量補充半胱胺酸這個非必需胺基酸，仍有機會參與我們的美白大計。**

目前市面上的穀胱甘肽多為膠囊、錠劑，其中添加了不少維生素 C、玻尿酸、益生菌等成分，究竟是哪些成分使得肌膚煥白，就有待科學上的更多證據來證明！

2-6 防曬、黑斑篇：
原來可以靠飲食防斑美白？

Q1 常吃檸檬、香菜（光敏感食物）會更容易曬黑？

A1 曬黑是由於肌膚直接接觸到感光成分加上 UV 照射所致。部分天然食物中確有易引起曬紅或色素沉澱的光敏感的物質，但一般飲食的劑量難以達到皮膚傷害。

　　檸檬、葡萄柚、柚子、香菜、芹菜、九層塔……這些被列為美白黑名單的食物，其實是因為在生活中確實有民眾因為攝食這類食物並同時接受到紫外線 UVA 照射後所引起的色素沉澱。造成這個迷思的原因，就是這些食物的主要成分是植物體內的有機化合物呋喃香豆素（Furocoumarins），因為具有光毒性，會引起類似曬傷後的紅腫、水泡、曬黑、色素沉澱等症狀而被污名化，臨床上又稱為植物性感光性皮膚炎（phytophotodermatitis），但是其實這樣的光敏感僅會對接觸部位造成敏感，不會引起全身性的曬紅、曬黑。

　　臨床上曾有一文獻請受試者食用 300 公克的芹菜，在經過 UVA 照射後並沒有發生任何皮膚改變，但近一步再提高劑量後卻發生紅腫的現象！因此仍存在劑量問題，試問你會一次吃 300 公克的芹菜嗎？相信只要不偏食，

生活中維持食物的多樣化，就不必太擔心這樣的問題。

在這裡我們反而要提醒大家，**別再把檸檬拿來敷臉了，非但補充不到維生素 C，更可能引起色素沉澱、紅腫**，而且外用柑橘類的精油也應留意防曬就能阻斷這個光敏感的皮膚炎問題。

Q2 維生素 C 真的可以美白？

A2 是的，口服外用皆有效。

維生素 C 參與人體許多的氧化還原作用，在美膚的路上扮演著重要的角色，以女生最在意的黑色素來說，就是透過維生素 C 來抑制黑色素生成的「中」產物以達到美白的效果。其作用機轉如下：酪胺酸酶會將體內的酪胺酸氧化成多巴與多巴醌，這一連串的氧化作用，就生成了黑色素，並藉由突觸將黑色素帶至角質細胞，隨著皮膚的角質層層向外代謝，也因此通常美白的產品約需要 28 天的角質過程才能看得出效果。臨床上也曾合併同為良好抗氧化劑的脂溶性的維生素 E，一起來進行抑制黑色素生成之研究，發現兩兩加成的效果更佳！

從生理學來說，**維生素 C 可以促進角質細胞分化，降低氧化壓力來強化肌膚屏障，避免水分散失；藉由還原表皮細胞受自由基攻擊引起的氧化傷害來抵禦紫外線 UVA、UVB 等外在因素造成肌膚的老化**，甚至是癌變問題。若從代謝機制上來說，維生素 C 透過羥化體內胺基酸 proline、lysine，活化纖維母細胞以生成膠原蛋白和彈力蛋白來撐起皮膚的結構，刺激膠原蛋白合成。

你嘗試過膳食補充品嗎？從歷年來的調查發現，民眾的蔬果攝取量幾乎都是不夠的，因此許多愛買人士可能會轉以選擇高劑量的維他命來補充。雖說水溶性的維生素 C 較難累積到引起毒性的上限（成人每日建議量 100

毫克，最大上限不超過 2000 毫克），但還是**鼓勵大家以天然的蔬菜、水果來補充，最符合人體的需要**，也能降低保健食品中不必要的添加物、賦形劑，**每天只要一顆拳頭大的芭樂，即可滿足一天維生素 C 的需要**，後面章節會跟大家介紹維生素 C 食物。

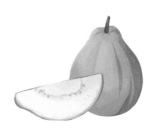

● 季節蔬菜

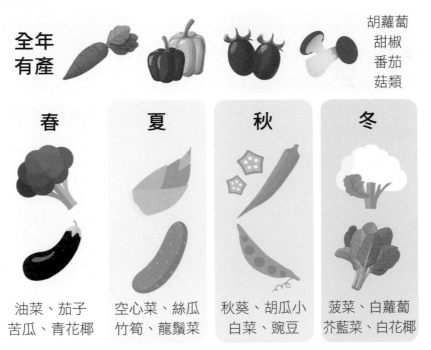

全年
有產

胡蘿蔔
甜椒
番茄
菇類

春
油菜、茄子
苦瓜、青花椰

夏
空心菜、絲瓜
竹筍、龍鬚菜

秋
秋葵、胡瓜小
白菜、豌豆

冬
菠菜、白蘿蔔
芥藍菜、白花椰

Q3 吃什麼才能使肌膚抗老、防長斑？

A3 我們推薦助於抗發炎抗氧化的地中海飲食：戒糖、多色足量蔬菜水果、全穀類、白肉類與 ω-3 好油脂。

　　想要避免老化，除了內憂更不乏外患要處理。肌膚是身體一部分，全身的細胞無時無刻都在進行細胞的分化與代謝，熬夜、抽菸再加上空氣汙染與紫外線的傷害，自由基與活性氧物質造成的氧化傷害也不停的上演著，一旦超越人體正常防禦範圍，就可能引起基因或細胞的損傷。

　　特別是隨著年紀開始流失、減少生成的膠原蛋白與彈力蛋白，一經傷害，更需要漫漫長路與深荷包才能在苦苦追趕上！因此**選擇低 GI 與富含維生素 A、C、E、β 胡蘿蔔素的飲食就可以減少氧化壓力與糖化終產物（AGEs）的生成，預防細胞的老化**，自然就能幫助肌膚抗老，也可避免長斑最大兇手紫外線的傷害。讀者不妨可以跟著後面我們推薦的菜單一起吃，加入健康身體、美麗換膚的行列。

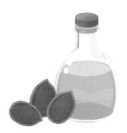

亞麻籽油富含 ω-3

2-7 抗敏感過敏篇：怎樣避免吃這個也癢吃那個也癢？

　　過敏是身體對外來有害或陌生成分引起的一種免疫反應，最主要與 IgE 抗體（免疫球蛋白 E）有關，因為免疫系統希望能儘速排除異物，會趕快號召免疫細胞釋放發炎物質，引起過敏症狀。快的話可能在接觸過敏原後幾分鐘就會引起皮膚的紅腫癢、疹子或者是打噴嚏、流鼻水、腹瀉脹氣等身體不適的現象。多數人的過敏反應其實不大，但臨床上確實有少部分因全身性的過敏引起休克的案例！而身體若長久處於嚴重過敏、免疫細胞不停釋放發炎物質的狀況下，就可能影響免疫系統的調節，無法正常抵禦外來病菌或有害物質。

Q1 吃益生菌可以改善過敏體質？

A1 可以，且養好菌相對更能透過**腸皮軸線**達到穩定肌膚、減少出油。

　　精緻化的飲食習慣養成我們腸道壞菌多，益菌少的環境，這個失衡的腸道菌相會增加上皮細胞的通透性，並誘發免疫細胞的作用，引起全身性的發炎反應，事實上我們的青春痘正是因為過多的油脂分泌、角質代謝異常與痤瘡丙酸桿菌的作亂，使得毛孔阻塞、發炎而冒出痘痘。

什麼是腸皮軸線？

　　人體腸道中住著數以億計的腸道菌叢，大致可分為「好菌」、「中性菌」與「壞菌」。「好菌」會刺激腸道激素分泌幫助調節生理機能，「壞菌」則會製造許多發炎物質，導致身體的發炎現象，因此腸道菌叢的平衡其實與人體各方面的健康高度相關，像是記憶力、情緒、肌膚健康，因而有「腸腦軸線」、「腸皮軸線」之說！「腸皮軸線」指的是腸道菌會影響肌膚的健康度，例如肌膚的穩定性與恢復性。

　　當我們的作息不正常、飲食失衡、攝取過多高油、高鹽、高糖食物等，會使腸道中的「壞菌」增多「好菌」減少，失去菌相平衡，造成腸道無法正常吸收營養及排出毒素，導致新陳代謝變差與身體失調，進而影響膚況。

　　另外，腸道「壞菌」增多還會促使腸道分泌影響健康的特定酚類，實驗發現，這些特定酚類會透過血液循環積聚在皮膚，打亂肌膚細胞分化、保水度等，提高發炎、角質化等發生機率，使肌膚出狀況。所以想要有好的肌膚，腸道健康絕對不能忽略！

　　此外，營養師在此也要跟大家分享腸皮軸線是如何影響肌膚穩定度的，科學的機制如下：腸道中部分特定的病原菌（如困難梭狀芽孢桿菌）會產生出的酚類（phenols）、對甲酚以及芳香族胺基酸的代謝產物，以改變腸道菌相的穩定，而且這些代謝物不僅會進入血液循環中，更會累積在皮膚，而影響了表皮細胞的分化，損害表皮細胞的角化作用，使得肌膚的含水量下降。

　　其次，科學家也提出另一可能機轉，認為益生菌可以降低高醣食物引

起的升糖負荷，減少 IGF-1 的訊號傳遞，藉以減少皮脂的分泌而引起致粉刺的機會。因此**飲食中若能透過益生菌、益生質、共生質來調整腸道菌相，趕走壞菌，養出好菌，就能預防或治療因發炎引起的皮膚問題，讓膚況更穩定。**

常見過敏食物

海鮮類	螃蟹、蝦子、貝類、不新鮮的魚貝類
食品添加物	人工色素、亞硫酸鹽、二氧化硫
豆類	大豆、豌豆
堅果類	芝麻、花生、葵花籽、杏仁、榛果、核桃、腰果
其他	牛奶、羊奶、乳製品（起司、奶酪、優格）、蛋、芒果

Q2 敏感肌要戒麩質嗎？

A2 不一定！國人過敏比例低，建議先確認是否為麩質過敏後再評估是否要完全戒除麩質。

麩質（gluten）又可稱為麵筋，是麥類裡的蛋白質成分，主要是由麥穀蛋白（glutenin）與穀膠蛋白（gliadin）兩類所構成。生活中常見的高、中、低筋麵粉即是為小麥中的麩質遇水、攪打後形成具有黏性、彈性的麵筋。

因為蛋白質是由多個胺基酸組成的大分子營養素，在消化的過程中確實較易引起免疫細胞判定為異物而產生過敏或不耐的狀況，因此近來市場上也掀起了無麩質飲食的風潮，認為戒除麥類澱粉就可以降低皮膚過敏的

風險。

事實上，因麩質引起的過敏可分為兩類，一為嚴重的自體免疫疾病，稱為乳糜瀉（Celiac disease），歐美國家盛行率約 1 至 2%；另一種是非乳糜瀉過敏症（non-celiac disease sensitivity），歐美約有 6% 的人口有這樣紅腫癢的表徵。

然而這兩種在台灣的發生率都不高，而且攝入含麩質食物引起的類似過敏反應通常為腸胃道的不適，並不一定能確認與過敏相關。**除非真的是經過過敏原的測試，否則都難以確立皮膚上的問題是否真為麩質引起**，大家無需自己嚇自己！

目前對於食物過敏其實有個較嚴格的定義，指出人體在少量攝食過敏原的兩個小時內發生過度的過敏原的特異性免疫反應，產生類似蕁麻疹、腫脹、嘔吐、腹瀉，甚至是最嚴重且具潛在致命危機的過敏性休克，才屬食物過敏，反之皆為食物不耐。兩者的作用機轉並不相同，就像大家常聽見的乳糖不耐並非是食物過敏，只是腸道中因不適應特定形式酪蛋白而發生過敏、發炎反應。

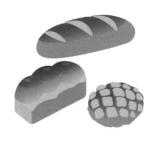

正如同本書一開始提及飲食複雜度，加上自身免疫力對過敏食物耐受性的差異，即便相同的食物過敏原也不一定會每次都被誘發，但還是**可以嘗試完全戒除麩質一週的時間，看看自己的膚況是否因此改變喔**！

Q3 為什麼有些人吃芒果會皮膚癢？

A3 問題出在芒果皮，起因為接觸到易引起皮膚炎之有機化合物漆酚（Urushiol）。

芒果是台灣夏季盛產的水果，含有豐富的維生素 A（以愛文芒果為例，可滿足約 35% 成人一日需求／100 公克）、維生素 C（滿足約 24% 一日成人需求／100 公克），如本書前面所述，這兩種維生素對應到美膚需求中可以幫助膠原蛋白的合成、避免紫外線引起的皮膚傷害以及全身性的抗氧化作用，是很棒的天然美膚食材。但在製備的過程，可能因接觸到芒果皮上漆酚的刺激引起皮膚發紅、搔癢的問題，這樣的現象較容易發生在肌膚屏障異常，或者是剛開始接觸副食品的小嬰兒身上。

　　提醒你，下次在**準備芒果時，別邊去皮邊偷吃，或是可以帶個手套再行處理**，別再誤會芒果是個「有毒」水果，果肉是無辜的。

2-8 維持紅潤篇：
如何食補增添好氣色？

皮膚的呈色取決於以下幾點：

・ 皮膚表面的光滑程度

・ 皮膚厚度

・ 皮膚含水量

・ 黑色素小體量

・ 氧合血紅素量

Q1 臉色差是因為缺鐵嗎？

A1 缺鐵是可能原因之一，找出貧血主因，食補補鐵較鐵劑補鐵安全。

礦物質鐵是血紅素、肌紅蛋白與多種酵素的成分之一，可以攜帶氧氣、製造能量，參與體內免疫調節，更發現與腦部認知功能相關。而缺鐵性貧血即是因為血液中沒有足夠的鐵，使得紅血球攜氧能力不足，讓我們臉色慘白，面有菜色。鐵質參與體內許多氧化還原作用，部分眼周黑眼圈也是因為皮膚薄加上還原血紅素而呈現青綠色。

台灣成年女性因生理期加上飲食攝取不足的原因，逾五分之一女性有

貧血的問題，而65歲以上長者除了攝取不足，更可能因為慢性腸胃道出血、腎功能不足等多重共病而受缺鐵所苦。食物中的鐵質多以血基質鐵（Heme iron）與非血基質鐵（Non heme iron）兩種形式存在，前者多存在於動物性食物中，有較好的吸收率，平時可以從飲食上適量選擇原態、少加工的紅肉，茹素者則可以透過餐後食用維生素C來幫助鐵質吸收。

　　這邊想提醒大家，**鐵質並非越高越好，因為鐵質同時具有抗氧化與促氧化的作用，太高太低都不行。**有一研究指出，皮膚經UVA照射後會增加纖維母細胞、角質細胞裡不穩定的自由鐵含量，這些鐵質變成了促氧化劑，而導致肌膚老化現象。而且高劑量的鐵劑可能出現便秘、血便等腸胃不適，臨床上也曾出現過量鐵質累積在肝臟、心臟等鐵中毒的案例。**想要補鐵增添好氣色，建議應先找醫師確認造成貧血的主因後再行補充會更安全。**

Q2 紅色食物可以調節氣血？

A2 錯，別被傳統以型補型的觀念誤導！並非所有紅色食物都能夠補鐵、調氣血。

　　我小時候最愛跟家人說頭暈想吃櫻桃補血，長大讀了營養學後才知道，動物肌肉裡肌紅蛋白含有鐵質，因此紅肉攝食後可以間接補充鐵質；但**植物性食物卻不同，造成紅色外觀的成分多為花青素、茄紅素等植化素，因此不能依食材外觀而評斷含鐵量。**再加上影響鐵質吸收的因素很多，如果想要直接、快速的從食物中獲得鐵質，還是從紅肉、肝臟補充最佳（但須留意飽和脂肪酸、膽固醇等問題）。

　　一般成年男性每天建議攝取10毫克的鐵質，女性則因為有經血流失問題，每天建議攝取15毫克的鐵質，而懷孕後期及哺乳婦也為了供給胎兒需求，每日應增加30毫克鐵質。

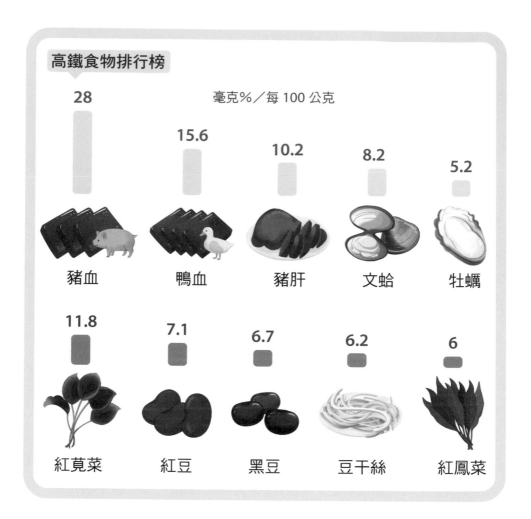

高鐵食物排行榜

毫克%／每 100 公克

28
豬血

15.6
鴨血

10.2
豬肝

8.2
文蛤

5.2
牡蠣

11.8
紅莧菜

7.1
紅豆

6.7
黑豆

6.2
豆干絲

6
紅鳳菜

2-9 Q 彈肌膚篇：吃什麼來維持肌膚彈性？

Q1 吃豬腳可以補充膠原蛋白嗎？

A1 天然食物的膠原蛋白分子大、難吸收，且別把含膠質食物誤認為膠原蛋白質。

膠原蛋白可以撐起我們肌膚的網狀結構，與彈力蛋白、基質細胞中的玻尿酸共同維持肌膚的彈性與水潤，但是如同前面所說，豬腳、豬皮等食物中的膠原蛋白分子量太大，且高飽和脂肪酸、高熱量卻僅含有部分人體所需胺基酸的不完全蛋白質，吃下肚也只是空補身體負擔罷了。這些由口攝入的膠原蛋白，經腸道分解後也難以直接補充到隨年紀、日曬所引起的膠原蛋白流失，因此**若想補充膠原蛋白來美膚，建議選擇市售經水解處理，標榜含有「Pro-Hyp」這項二胜肽分子的較佳**。另外，在此也重申，膠原蛋白為一種多胜肽組成的蛋白質，而木耳、秋葵等植物性食物中的膠質為葡萄糖聚合成的多醣體，萬不可混為一談。

Q2 想要皮膚有彈性，還能補充哪些營養素？

A2 可以靠蛋白質，也需維生素 A、C、E 的輔助。

看到這裡，相信大家應該統整出美膚相關營養素與其對應的作用機轉了，關鍵就在如何抗氧化、抗發炎與避免膠原蛋白降解，其中維生素 C、E 就是抗氧化、抗發炎中的主要營養素，而維生素 A 則參與了基質細胞中基質金屬蛋白酶（MMPs）的基因表現，來避免膠原蛋白分解而導致的皺紋、皮膚鬆垮。此外，更別忘了糖化作用引起的膠原蛋白變性更是立即、且不可逆的肌膚傷害！

文獻中也表示，對比一般的蔬果，辛香料與中草藥中所含的植化素，其抗氧化效力也較高，像是大蒜、薑、薑黃素、黃酮類、礦物質鋅、硒等等都是體內很重要的抗氧化劑，可以保護細胞免受自由基的傷害。

另外，糖化作用下的糖化終產物與 IGF-1 引起的角質代謝異常，也會使得膠原蛋白變性、失去彈性。最後更別忘了多喝水以及我們的腸道小宇宙，藉由腸皮軸線的機轉來達到美膚功效，才能從裡到外做一個水美人。

這邊想提醒大家，在進行保健食品的補充時，成分結構、劑量劑型、食用方式與頻率等，在在影響著這些保健食品的訴求功效，像是部分的保健食品會添加其他具有同等功效之成分來達到商品標榜之功效，因此也建議可洽詢專業人員進一步確認（過去就常發現部分益生菌產品會添加輕瀉劑，達到促排便的效果）。

Chapter 3

煥膚食材
報你知

3-1 生活中的飲食陷阱，
以及常忽略的關鍵小食材

　　每個人的肌膚狀況不盡相同，隨著老化、日常生活壓力等的內外在因素變化，肌膚問題其實都不是單一一種飲食就可以有效改善的，而是要循序漸進，先養成一個均衡、營養、不刺激的飲食習慣，再針對自己肌膚需要加強營養補給、預防傷害的地方來調整飲食內容。

　　聽起來要去執行好像有點困難，但看完本章的食材介紹後，會發現原來這些抗痘、淡斑等養顏食材在我們日常飲食中都很好取得，吃出好膚質，一點都不困難！

　　這章節我們分成要避免的食材以及推薦多吃的食材。首先，從了解可能造成肌膚問題的飲食缺漏開始，在生活中減少、避免這些食物，就能為煥膚打好最佳基底。

1. 長痘痘：避免乳製品、巧克力、甜點、高脂、高升糖食材

　　目前有研究發現一些食材可能會誘發痘痘產生，包含乳製品、巧克力、高脂或高升糖（高 GI）食材等，若有嚴重痘痘問題的

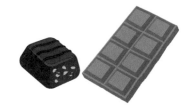

人可能可以先從避免食用這些食材來測試引發痘痘爆發的原因，一次拿掉一種食材，嘗試一至兩週看看有沒有改善。

也可以嘗試避免精製糖的低 GI 飲食，避免加工甜點（常有過多的精緻糖、烘焙油），在飲食中搭配好油脂和抗氧化、抗發炎食材，減少飽和脂肪，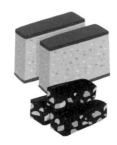以及控制總脂肪攝取量。因為肌膚皮脂的輸送可能會影響痘痘產生，若遇上脂肪氧化則可能加劇痘痘發炎的情形，而這些精緻糖就是讓脂肪氧化的元兇。不僅是發炎，血糖急速上升也可能影響體內激素分泌，引起皮膚角化異常、表皮增生等狀況，導致毛囊容易阻塞，衍生成痘痘產生。

2. 肌膚出油：避免乳製品、甜點、體重過重

肌膚出油是油性肌膚者最困擾的問題，影響的原因很多，像是男性荷爾蒙較多的人，皮脂腺分化和增生也可能較旺盛，潮濕的氣候也可能會讓皮膚分泌較多油脂。而可以自己掌控的不只是每一天的飲食選項，更重要的是「體重」的管理。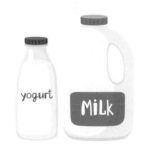

若攝取較多精緻糖含量高的高 GI 食物，會刺激雄性激素分泌，促使皮脂腺分泌油脂。也有研究指出每天喝過多的乳製品（每日超過三份）或 BMI 大於 24（過重），也是造成年輕女性油性肌膚困擾的影響因素 *。所以飲食上可以嘗試低 GI，並攝取適當熱量，控制體重過重的情況。隨著飲食的改變，體態跟著改變後，體質也會變得更好。

* 註：運動訓練者的 BMI 數值不代表真的過重或肥胖，需要另外評估，這邊指的是體重體脂皆超標的族群。

3. 肌膚暗沉：補充水分、蔬果，拒酒精、抽菸

暗沉肌膚的原因有很多是生活行為影響的，例如陽光曝曬過度，會增加體內氧化壓力或光氧化；而有吸菸習慣的人，菸草也會增加體內的氧化壓力，促使肌膚衰老，睡眠不足、天氣乾燥皮膚保濕不足、腸胃道機能不好等都會影響肌膚暗沉。與飲食攸關的原因也不少，像是飲食不均衡、水分攝取不足、酒精攝取過多等。

除了調整生活等外在影響因素外，飲食上可以從國民健康署推出的「我的餐盤均衡飲食」來做好基本的營養補給，吃足蔬果份量，補充重要的抗氧化植化素以及豐富的維生素 C，可以提升身體保護力，減少氧化壓力的傷害。再搭配水分補充，每天至少要喝 1500 至 2000c.c. 的水，就能為暗沉的肌膚帶來更多活力。別看這樣好像很容易，很多人都做不到呢！

4. 肌膚乾澀：補充好油脂、水分

有別於其他肌膚問題，造成乾澀的原因多受生活環境影響，例如：氣候或環境乾燥、洗澡水過熱、服用藥物等。肌膚老化、皮脂分泌不足也可能會造成乾澀問題，飲食上若能補充抗老化的營養、健康的油脂的話，可能有助減少水分散失，幫肌膚保持水潤度。

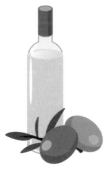

5. 肌膚鬆弛：補充芭樂、奇異果、文旦、楊桃、橘子、小番茄

肌膚鬆弛是老化必有的明顯變化，過度日曬、膠原蛋白流失、皮下脂肪流失等都是造成鬆弛的可能原因，而吸菸也是影響膠原蛋白平衡的因素，會造成皮膚彈性降低。

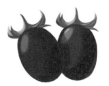

日常飲食中吃足蛋白質，讓身體有足夠的原料製造膠原

蛋白，來維持肌膚的結構，才能保有彈性。也要補充富含抗氧化物質的營養，像是富含維生素C的芭樂、奇異果、文旦、楊桃、橘子、小番茄等水果，不僅有抗氧化作用，也能幫助膠原蛋白合成。

6. 皮膚黑斑：補充旗魚、鮪魚、雞肉

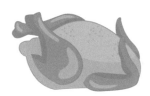

產生黑斑最主要的原因是過度的日曬，容易造成體內氧化壓力增加，紫外線也會對皮膚造成傷害。除了做好日常的防曬外，補充抗氧化營養素，像是維生素 C、E 也是重要的方式，此外，維生素 B3 也有助降低紫外線的影響，可幫助皮膚角質細胞修復，可以從海鮮類食材像是旗魚、鮪魚等補充，雞肉也富含維生素 B3 哦。

7. 氣色不佳：補充紅肉、蝦貝類、深色蔬菜

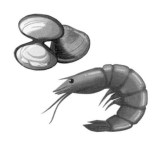

最常見造成皮膚無血色，看起來無精打采的原因是貧血，紅血球製造不足。飲食中要特別留意鐵質、葉酸、維生素 B12 的攝取，這三個營養素都和紅血球製造有關，也要留意身體是否有慢性出血的地方，並趕緊接受治療，避免衍伸成貧血問題。

8. 易過敏：避免個人過敏食材

肌膚較敏感的人，容易對特定環境或是對某些食物有過度反應，想要舒緩這樣的症狀，飲食上可以觀察自己吃了哪些食材後肌膚不適，並測試不吃該特定食材時是否沒有過敏的反應，藉此了解自己的肌膚，盡量避免吃到那種食材，或是挑選替代食材。（常見過敏食材請參考 P.53）

肌膚症狀 VS. 飲食和生活

症狀	推薦食材	地雷食材或不良生活作息
長痘痘		鮮奶、起司、蛋糕、甜點、五花肉、含糖飲料
出油		乳製品、甜點、體重過重
暗沉	水分、蔬果	酒精、抽菸
乾澀	好油脂、水分	
鬆弛	芭樂、奇異果、文旦、楊桃、橘子、小番茄	
黑斑	旗魚、鮪魚、雞肉	
氣色不佳	紅肉、蝦貝類、深色蔬菜	
過敏		個人易過敏食材

3-2 養出健康美麗肌的 食材推薦

　　行文至此，大家都知道想養出健康自然的美麗肌膚，與飲食的關係密不可分，而吃進什麼樣的食物，更是大大影響著我們的腸道循環。腸皮軸線會影響著身體的各個系統，包含內分泌系統、神經系統、免疫系統、血液系統，擁有健康的腸道，就能擁有美麗肌膚。

　　以下將介紹有益腸道更有益肌膚的食材，對各食材的營養成分有了基本的認識之後，搭配第 4 章的飲食計畫，就能讓我們的美麗肌邁向好循環！

為肌膚打底，不可或缺的 10 大食材

養腸煥膚好食材（適合：所有肌膚）

1. **全穀雜糧**：全穀雜糧富含膳食纖維，可以促進腸道蠕動和排便，維持消化道健康；同時也富含維生素 B 群，能幫助調節新陳代謝、維持皮膚的健康，並增強免疫力。尤其華人飲食每餐幾乎都會有米飯，只要調整為全穀雜糧，就能有不錯的成效！

2. **蔬菜**：蔬菜的膳食纖維含量高，可以調節腸胃道內的菌叢生態，維持消化道機能。此外，膳食纖維可以降低食

● 好的腸皮軸線循環

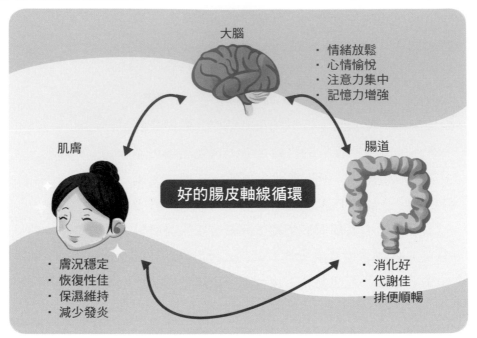

物滯留於消化道的時間，可幫助膽固醇代謝、減少有害
物質的吸收。

3. **豆類（毛豆／黃豆）**：膳食纖維含量高，可以緩解便秘
   問題、維持腸胃道健康。黃豆在保留植物特性的同時，也有和動物性蛋
   白同樣高吸收率的蛋白質營養，能被人體有效利用，是建構皮膚組織和
   細胞的重要來源。

4. **水果**：水果富含膳食纖維，能促進消化道蠕動、維持腸道內菌叢的生態
   平衡外，也有豐富的維生素和礦物質，其中維生素 A、E、C 等都具有
   抗氧化作用，能降低體內的自由基傷害，維持肌膚膚的完整性。

5. **無糖優格／優酪乳：**含有乳酸菌，能幫助消化，維持腸道的酸性環境，有益其他益生菌生長。有些添加特殊菌種的優酪乳或優格也能直接補充益生菌，增加腸道中的好菌比例，維持良好的消化道機能。此外，優酪乳和優格也是優質蛋白質的攝取來源，能協助免疫系統正常運作、提供身體修復、合成膠原蛋白的材料。但過多乳品也可能增加長痘痘風險，所以建議可以每天食用一至兩份即可，也能同時觀察食用優酪乳、優格時肌膚是否有長痘、出油問題。

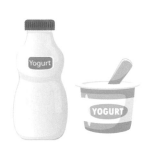

● 季節水果

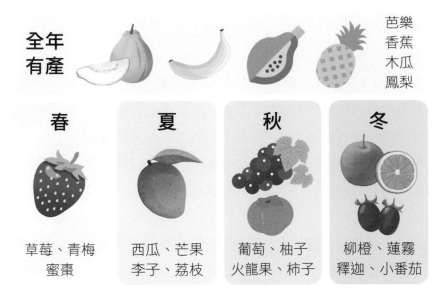

全年有產　芭樂　香蕉　木瓜　鳳梨

春　草莓、青梅　蜜棗

夏　西瓜、芒果　李子、荔枝

秋　葡萄、柚子　火龍果、柿子

冬　柳橙、蓮霧　釋迦、小番茄

● 健康的紅血球需要的
營養素

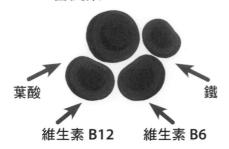

葉酸 ──→

鐵 ←──

維生素 B12   維生素 B6

紅潤氣色營養素（適合氣色不佳的人）

　　健康紅血球需要葉酸、維生素 B12、維生素 B6、鐵這四個充足的營養素，擁有健康紅血球，就能氣色紅潤喔！以下食材能補充這些重要的營養素。

6. **豬血／鴨血（鐵）**：豬血、鴨血的含鐵量很高，一碗豬血湯就能滿足每日所需攝取量的一半，亦含有蛋白質，熱量及碳水化合物含量都很低，對於追求體態管理的人來說，是 CP 值很高、沒有太大負擔的養顏食材。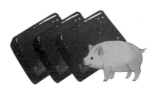

7. **牛肉（鐵）**：牛肉亦富含鐵質，是製造紅血球的關鍵因子，影響著血球攜帶氧氣的能力，牛肉也是優質的蛋白質來源，人體的吸收效率高，可提供身體組成肌膚結構所需的蛋白質材料。

8. **紅豆（鐵）**：紅豆是素食者的補鐵好食材，若有補足鐵質，可以改善蒼白的氣色。雖然植物性的鐵質攝取效率沒有動物性來得佳，但還是有補充的效果，若想要讓鐵質吸收效率更好，可以搭配富含維生素 C 的食材一起吃。此外，紅豆也含有葉酸，有助於維持紅血球的正常運作，為肌膚帶來紅潤好氣色。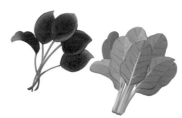

9. **菠菜／紅莧菜（葉酸）**：葉酸是維持紅血球正常運作的重要營養素，若長期攝取不足的話也會有貧血的狀況發生。日常飲食中，深綠色葉

菜類就是很好的葉酸來源，每天三餐至少要吃到一種深綠色蔬菜，特別是孕婦，在養胎過程中葉酸的需求也會增加，要攝取充足才會更健康，肌膚更紅潤哦！

10. **魚類、蝦、貝等海鮮食材（維生素 B12）**：維生素 B12 也是紅血球正常運作的關鍵營養素，多存在於葷食的食材中，是消化吸收不好、長期全素的人特別需要留意補充的營養素。

油性肌膚，改善油光、痘痘的 10 大最佳食材

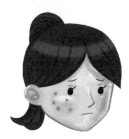

屬於油性肌膚，想改善滿臉痘痘、滿面油光的人，可選擇低 GI 食材，如五穀米、馬鈴薯、蘋果、柳橙等，另外像秋刀魚、鮭魚、亞麻仁油、乾香菇、酪梨等也是很好的抗發炎食材。

養顏低GI食材（適合長痘痘、肌膚出油的人）

1. **糙米／五穀米**：富含膳食纖維，消化和吸收的時間較長，讓我們用餐後的血糖不會快速上升。而且未精製過的糙米、五穀米保留多種營養素，包括維生素 B 群、維生素 E 和微量礦物質等，其中維生素 E 有抗氧化作用，是保養不可或缺的重要營養素。

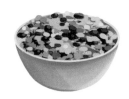

2. **燕麥**：含有 β- 葡聚醣，是膳食纖維的一種，能延緩餐後血糖的上升幅度、幫助控制血糖。除此之外，β- 葡聚醣還能有效降低體內的低密度脂蛋白膽固醇濃度，幫助維持心血管的健康，預防血栓產生、中風的情形發生。

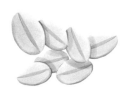

3. **馬鈴薯**：馬鈴薯皮富有膳食纖維，且烹煮過的馬鈴薯放涼後會產生許多抗性澱粉，兩者都不容易被腸胃吸收，食用後血糖的變化較穩定。此外，馬鈴薯富含鉀離子，能平衡身體的鈉離子濃度，有助維持血壓、避免水腫，也能促進肌肉收縮、幫助血管舒張，保護心血管健康。

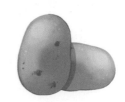

4. **蘋果**：屬於低 GI 高纖維的水果，可以延長消化時間、增加飽足感，減少血糖快速波動，且含有多種抗氧化物，包括維生素 C、胡蘿蔔素和茄紅素等，對於肌膚保健非常有幫助。

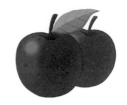

5. **柳橙**：同屬低 GI 水果，果肉中富含膳食纖維，可降低糖分的吸收速度，避免影響血糖快速變化。柳丁也有豐富的維生素 C，具有抗氧化作用可對抗自由基的破壞，保護細胞膜的完整性，也是促進膠原蛋白合成的關鍵營養素。

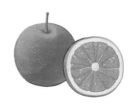

護膚抗發炎食材（適合長痘痘、肌膚出油的人）

6. **鯖魚／鮭魚／秋刀魚（動物性 ω-3 脂肪酸）**：ω-3 多元不飽和脂肪酸有抗發炎作用，有助減緩身體的發炎反應、和緩免疫系統過度反應，也可以讓肌膚維持較穩定的狀況、維持光滑感。此外，也有助降低血中膽固醇和三酸甘油脂、幫助控制血壓等功效。

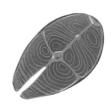

7. **亞麻仁油（植物性 ω-3 脂肪酸）**：ω-3 多元不飽和脂肪酸在魚類中含量較高，對於素食者來說，不易從日常飲食中攝取到足夠的 ω-3 脂肪酸量，但少數植物性食材中也有 ω-3 脂肪酸，亞麻仁油就是良好的來源，其含有 α - 亞麻油酸，同樣具有抗發炎作用，並有素食魚油之稱。能促進新陳代謝、調整體質、維持消化道健康等健康助益。

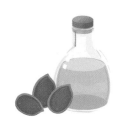

8. **酪梨（單元不飽和脂肪酸）**：酪梨含有豐富的不飽和脂肪酸，具抗發炎功效，可以減少體內的發炎反應，也能幫助減少體內壞膽固醇累積、控制血壓等。同時也含有葉酸，是建造紅血球的重要營養素。

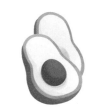

9. **橄欖油（單元不飽和脂肪酸／橄欖多酚）**：橄欖油亦富含單元不飽和脂肪酸，具抗發炎作用，同樣有助和緩體內的發炎反應。初榨橄欖油中保有較多橄欖多酚，有抗氧化作用，可以幫助人體保護細胞膜維持正常功能，維護肌膚健康。

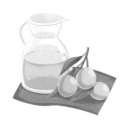

10.**香菇（維生素 D）**：維生素 D 能調節免疫系統、抑制體內發炎、降低感染風險。而香菇本身就有豐富的營養，且在經過日曬後更能提高其中的維生素 D 含量。此外，同為蔬菜一員的香菇，膳食纖維含量也高且有豐富的多醣體，能促進排便、調節腸胃道系統，維持健康、正常的功能。

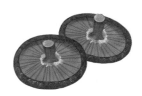

乾性肌膚，改善乾燥、細紋的 10 大最佳食材

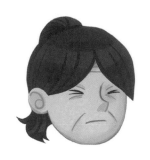

肌膚偏乾性的人容易長細紋或黑斑，若是想維持肌膚膨潤彈性，可選擇富含維生素 A、C、E 的食材，像胡蘿蔔、甜椒、苦茶油、堅果等，都能改善皮膚粗糙、脫皮的情形，另外像莓果、海鮮、黃豆、雞蛋等也有助維持肌膚淨白，改善黑斑情況。

維持肌膚膨潤的食材（適合肌膚乾澀、肌膚鬆弛的人）

1. **南瓜、胡蘿蔔（維生素 A）**：維生素 A 是皮膚組織再生必需的營養素，多以 β- 胡蘿蔔素的形式存在許多水果和蔬菜中，尤其是深綠色或橘黃色的食物，像南瓜、胡蘿蔔就是含量非常豐富的食材。若缺乏維生素 A，肌膚容易變得乾燥、粗糙，或有脫皮的情形。

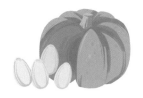

2. **甜椒（維生素 C）**：維生素 C 是一種高效的抗氧化劑，可減少自由基對身體的傷害、增強免疫系統，改善痤瘡（青春痘）或發炎的症狀。也有許多研究指出，維生素 C 可以幫助膠原蛋白生成，防止身體、皮膚受到紫外線的傷害，也有助改善色素沉澱的問題，除了平常熟知的各種水果之外，也可從甜椒中攝取！

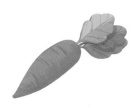

3. **橄欖油、苦茶油（植物油）**：橄欖油、苦茶油不僅有多元不飽和脂肪酸，同時也含有維生素 E，

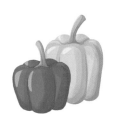

是一種有效的強力抗氧化劑，攝取足夠可以保護身體，減少陽光照射帶給身體的損害和致癌風險，也有助減少皺紋產生。如果與維生素 A 一起補充，也有可能降低細胞損傷的風險。

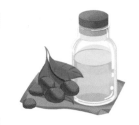

4. **堅果（維生素 E）**：每餐堅果一茶匙！國人堅果攝取量嚴重不足，高達 9 成的人沒有達到建議攝取量。堅果含有不飽和脂肪酸以及維生素 E，不僅能讓肌膚補充到好的油脂，也能增加防護力、減少發炎，所以每餐一茶匙堅果，一天一湯匙，能保護肌膚也能讓飲食更加均衡全面。

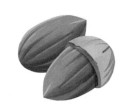

5. **胡麻（維生素 E、膳食纖維）**：吃沙拉的時候都加什麼醬呢？近年來用胡麻做成的胡麻醬是很夯的一種醬料，胡麻是堅果種子類，其中不飽和脂肪酸佔整體油脂比例高達 85％，是除了油醋醬之外也適合做為調味料的食材。

維持肌膚淨白的食材（適合黑斑、肌膚鬆弛的人）

6. **橄欖油、酪梨油（植化素／多酚類物質）**：植化素種類繁多，主要功能是清除體內自由基的抗氧化、活化免疫機能、促進新陳代謝、抑制發炎及過敏反應等作用。橄欖油與酪梨油具有植化素／多酚類物質，想要補充各類植化素，可以應用在食物烹調、沙拉或者各式餐點當中，是煥膚飲食中十分貼近生活的優質食材！

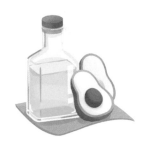

7. **莓果（多酚）**：莓果類一直是大家十分推崇的水

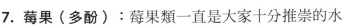

果類，顏色鮮豔，含有植化素相對多，不僅是穩定膚況的重要營養素，也能減少黑色素沉澱。

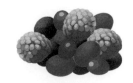

8. **海鮮（硒）**：硒可以保護皮膚免於陽光照射的傷害，並幫助彈性蛋白合成，對於維持皮膚結構而言相當重要。硒主要存在海鮮類與肉類中，海鮮所含飽和脂肪酸較肉類少，會更適合想照顧肌膚的人補充硒。

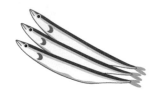

9. **黃豆製品（植物性蛋白質）**：黃豆是優質的植物性蛋白質，能維持蛋白質攝取量，也同時吃進較少的脂肪與熱量，而足夠的蛋白質是膠原蛋白合成的關鍵之一，所以在飲食中加入各種豆製品，能讓煥膚飲食更多元、營養。豆製品除了蛋白質之外也含有大豆異黃酮，是一種植物雌激素、抗氧化營養素，也是能幫助維持好膚況的營養素。

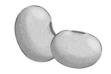

10. **雞蛋（蛋白質、卵磷脂）**：過去有許多人拿蛋白敷臉，但其作用不只是外用，內服的雞蛋也對肌膚有益。蛋黃含有卵磷脂，是促進肌膚代謝的營養素，在煥膚飲食中是三餐都容易搭配又能提供營養的食材！

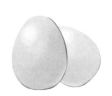

Chapter 4

營養師精心設計
21 天煥膚飲食

4-1 為什麼是 「21天」煥膚飲食？

前幾章節我們了解肌膚生理、常見迷思，也學習各項煥膚相關的食物，現在就開始實際應用吧！我們設計了三個階段共 21 天的煥膚飲食食譜，一起輕鬆跟著吃，無痛邁向漂亮肌膚！

在開始吃之前，先來說說為什麼是「21天」煥膚飲食？

21 天就能讓肌膚看到改變嗎？是的，只要照著吃，相信一定會看到煥膚成效！但 21 天就能完成 100％的改善嗎？相信大家心裡已經有答案，陪伴著你一輩子的肌膚很難在 21 天內完全脫胎換骨，畢竟肌膚的問題就跟體態一樣，前期一定會看到成效，但仍然需要一段時間持續調整，將飲食融入生活，才會達到最佳效果。

另外，許多人應該都有聽過，21 天是養成、學習新習慣的天數，經過營養師設計的 21 天煥膚飲食，不僅可以看到肌膚的改善，同時也能循序漸進、有意識地養成好的飲食習慣，讓你一生受用，這一開始的 21 天就是讓你感到變化、提升信心，並將飲食習慣融入生活的時間。

21 天剛好是三週，所以我們將飲食分為三個階段，依序分別是打底期、加強期以及養成習慣期。

第一階段	第二階段	第三階段
打底	加強	養成習慣
・抗發炎 ・顧腸道 ・平衡分泌	・油脂平衡 ・穩定血糖 ・抑制發炎 ・抗痘 ・促進膠原蛋白合成 ・加強保濕 ・減少黑色素沉澱	・加強修復 ・減少損傷 ・穩定內分泌 ・增加膠原蛋白合成

・ **第一階段打底期**：打底期從需要較長時間鋪陳的培養腸道菌叢、平衡內分泌以及抗氧化開始，循序漸進建構肌膚防護網，打造強健基礎，並且大幅縮減影響肌膚健康的危險因子。

・ **第二階段加強期**：分為油性或乾性肌膚問題，針對常見症狀特別加強。油性肌膚通常油脂分泌過多、長痘痘，或者有些人有體重過重的問題，因此在這期間會特別強調肌膚的油脂平衡、穩定血糖控制體重，並且多攝取維生素 D 與 E，達到抑制發炎抗痘的效果。
乾性肌膚則乾澀、細紋、缺乏彈性，需加強保濕、減少黑色素沉澱並且多攝取蛋白質與維生素 C，達到促進膠原蛋白合成的效果。

- **第三階段養成習慣期**：第三階段以第二階段為基礎，在既有良好的飲食型態下再融合生活作息調整。根據研究指出，肌膚的狀態與生理時鐘息息相關，因此這階段不僅讓飲食更貼近生活，甚至是更進一步輔助作息調整，讓你吃好、睡好，再加上提升運動成效，不僅能加速調整生理時鐘的狀態，更能促進血液循環與代謝，讓肌膚狀況得到長期的改善。

　　為了讓大家循序漸進，在不知不覺中改善肌膚，每個階段都會提供兩項飲食大原則，只要抓緊原則，就能快速掌握訣竅，無痛養成良好習慣。

4-2　第一階段：打底期

　　萬事起頭難，脫離舒適圈進行改變是最重要也最困難的一步，為了降低開始的門檻，打底期強調的是只要稍加注意，人人都能輕鬆做到的飲食原則，讓外食、自煮都能達到目標也看到改變！不論你現在如何安排飲食，只要願意都可以無痛邁向讓肌膚變得更好的這一步。

原則一：3蔬2果，吃足纖維

　　"每天吃足蔬菜（約煮熟 3 碗的份量），且要含有 3 種以上不同顏色的蔬菜！"

　　平常有特別注意自己吃了多少蔬菜嗎？總是覺得自己吃了很多應該夠了吧？根據最新的國民營養調查來看，成年人每 10 個人中平均只有一至二人蔬菜是吃夠的！而水果的攝取量則是比蔬菜更凄慘，可能要 20 個人中才有一個人是吃足夠的。回憶一下我們前面講到的腸皮軸線（P.52、P.68），吃足蔬果才能提供腸道菌好的養分，維護好最重要的腸皮軸線，讓肌膚穩定、持續地煥新修復。

原則二：少油少糖，完美呵護

"改變烹調方式，不僅可以改善肌膚健康，也能同時讓味蕾甦醒，享受更多的食物鮮味。"

有些人覺得，減重也是少油少糖、健康飲食也是少油少糖，這有什麼特別的呢？沒錯！少油少糖是許多飲食中都很重要的原則，但對肌膚來說，少糖能大量減少糖化終產物 AGEs（P.50），讓肌膚減少許多傷害，達到凍齡的效果！少油則是避免過多熱量以及易造成發炎的脂肪酸，不管是油性或乾性肌膚，都能更穩定肌膚狀態。

在這一階段，為了讓改變飲食習慣能無痛接軌，讓所有人都能輕鬆執行，營養師提供大家許多美味、健康又輕鬆的烹調料理，而這些組合都經過精心調配，協助大家從原本失衡的飲食調整為健康的比例，完美控制飲食中的油脂、糖類，達到打底、護膚的效果。

營養素設計

項目	第一階段打底期
熱量	約 1400~1600 大卡
碳水化合物	45% 以下
蛋白質	20% 以上
脂肪	約 30~35%

特選食材

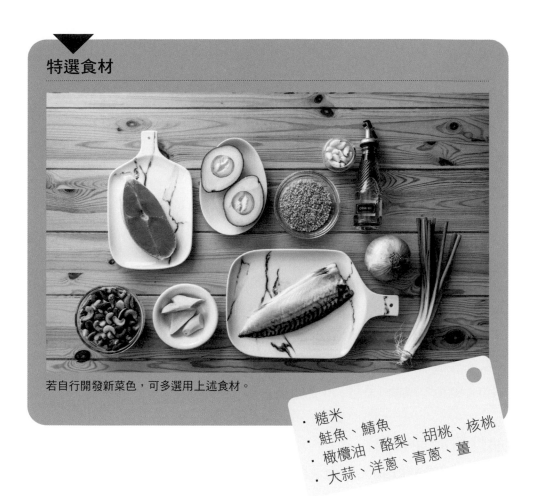

若自行開發新菜色，可多選用上述食材。

- 糙米
- 鮭魚、鯖魚
- 橄欖油、酪梨、胡桃、核桃
- 大蒜、洋蔥、青蔥、薑

4-3 第二階段：加強期

經過一週的打底，不論是腸道、肌膚都有了基礎的防護，優良的腸道菌會慢慢茁壯，持續做為肌膚的最強後盾。

第二階段開始就必須依照個人狀況強化，在這邊我們直接分為油性肌膚與乾性肌膚兩種飲食模式，可以根據自己平常自評的肌膚狀況，或者參考第 1 章的小測驗（P.25），從兩種飲食中挑選出適合自己的模式。

油性肌膚加強期
原則一：攝取好油，平衡油脂

"多元不飽和脂肪酸 ω-3 ∕ ω-6 的比例左右著是否發炎、長痘，選對食材，吃對好油，讓肌膚不再滿面油光。"

我們普遍都有一個意識，就是少吃肥肉、少吃炸物，減少動物性的油脂，烹調以植物性的油脂為主，但想要達到煥膚的效果必須更近一步的改變。植物性油脂還有分成 ω-3 與 ω-6，如果攝取過多 ω-6 反而會造成肌膚發炎，最佳的 ω-3 ∕ ω-6 攝取比例應維持在 1:1～1:2，但以目前常見一般人的飲食型態來說，大約是 1:15～1:20，與理想值差異非常大，所以

油性肌膚的第二階段，我們會增加富含 ω-3 的食物，讓油脂平衡，肌膚不再油光滿面。

原則二：維生素D，抑炎抗痘

"陽光營養素維生素 D，是體內調整免疫系統的關鍵，油性肌膚不適合久曬太陽，那就用吃的補足吧！"

維生素 D 影響著體內的免疫系統，可以抑制發炎、降低感染風險，也能幫助緩解青春痘的感染問題。維生素 D 的來源有兩種，第一種是曬太陽後人體自行合成，第二種則是從吃來補充。但根據統計，飲食上攝取量平均僅達建議量的一半，且女性攝取量又低於男性。再加上油性肌膚的人每次曬太陽總是特別容易覺得油膩不舒服，而不自覺降低曬太陽的時間，所以飲食上就更需要吃足吃夠，彌補日曬的不足。

營養素設計

項目	第二階段加強期油性肌膚飲食
熱量	約 1400~1500 大卡
碳水化合物	45% 以下
蛋白質	20% 以上
脂肪	約 30~35%
重要營養素	維生素 D、E

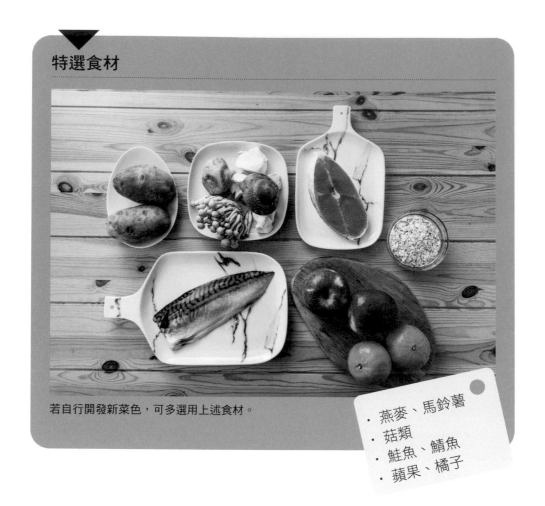

若自行開發新菜色，可多選用上述食材。

- 燕麥、馬鈴薯
- 菇類
- 鮭魚、鯖魚
- 蘋果、橘子

乾性肌膚加強期

原則一：維生素C，確保膠原

"多吃水果臉蛋才會容光煥發！促進膠原蛋白生成最重要的營養
素就是維生素C，攝取足夠讓肌膚加強修復。"

愛美的女生一定不會忘記水果，不管是下班回家晚餐後來上一盤，或
者切好隔天帶去公司，吃水果是補充維生素C最簡單的方式，但如何符合

飲食熱量、比例，又能開心吃水果呢？讓營養師為你精選高維生素 C 含量的水果，不但能開心吃，也能輕鬆達標！

原則二：植物多酚，減少黑斑

"多酚類可以減少紫外線傷害，減少黑色素沉澱！"

乾性皮膚少了一些油脂、膠原蛋白的保護，相對較容易因為曝曬造成黑色素沉澱，所以平常除了抗發炎的食物之外，也可以多吃一點含有多酚類的食物，讓肌膚有更好的保護效果，加強防護網，維持最佳的光采！

營養素設計

項目	第二階段加強期乾性肌膚飲食
熱量	約 1400~1500 大卡
碳水化合物	40%
蛋白質	22% 以上
脂肪	約 33~38%
重要營養素	維生素 A、C 及鋅

特選食材

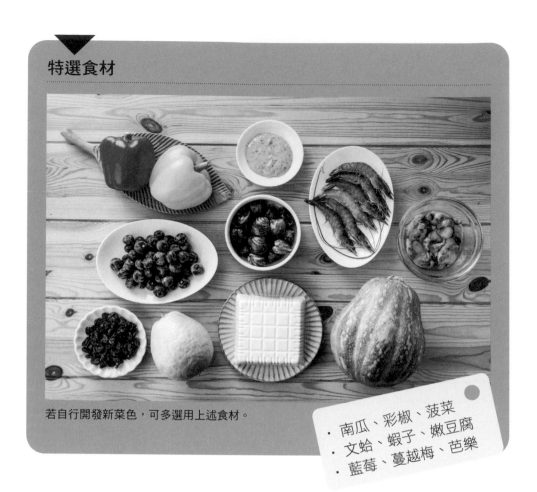

若自行開發新菜色，可多選用上述食材。

· 南瓜、彩椒、菠菜
· 文蛤、蝦子、嫩豆腐
· 藍莓、蔓越梅、芭樂

4-4 第三階段：養成習慣期

經過兩週時間，根據自己的膚況做了改善，相信已經看到不少成果。但別忘了，飲食是一輩子的事，如果養成習慣、融入生活，就能長久執行，活出更美麗的人生。許多研究都指出，生理時鐘與膚況息息相關，有好的睡眠就能調整內分泌，讓膚況穩定；而好的運動則能促進代謝，幫助肌膚煥新，所以接下來就是從吃延伸到睡與動，吃好、動好、睡好，建構起煥膚的黃金三角，讓膚況保持在最佳狀態！

原則一：補充鈣鎂，一覺好眠

"上班族約有 8 成睡眠品質不佳，進而影響到精神、膚況，平日補充足夠的鈣與鎂有助於提升睡眠品質。"

9 成的成人鈣質攝取不足，鈣是我們體內最缺乏的礦物質，而鎂也不遑多讓，占據第二位，剛好這兩個營養素與我們的肌肉舒張、睡眠息息相關。所以在睡前喝點乳製品，以及下午的時候吃點堅果，就能幫助我們補充這兩個重要的營養素。

原則二：吃足蛋白，增肌減脂

　　"與運動族群不同，你的增肌減脂不只是增加肌肉，更是為了增加肌膚膠原蛋白；而減脂不只是減少脂肪，也是平衡體內油脂、分泌的關鍵。"

　　補充蛋白質不只是為了增肌、促進代謝，也是幫助臉上膠原蛋白生成的關鍵，在運動後適量補充蛋白質，吸收成效佳，更能達到控制體重的功效。但每個人作息有些許的不同，所以營養師特別安排不同情境下運動後的料理，讓愛美的我們，活動身體後，能挑選適合的搭配，隨時隨地輕鬆補給。

營養素設計

項目	第三階段運動餐	第三階段助眠餐
重要營養素	蛋白質	鈣、鎂、色胺酸

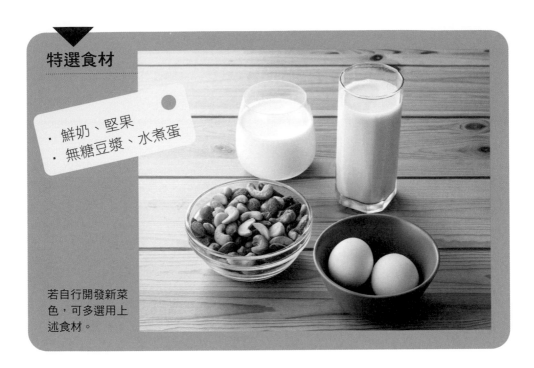

- 鮮奶、堅果
- 無糖豆漿、水煮蛋

若自行開發新菜色，可多選用上述食材。

實施 21 天三階段飲食，然後呢…

1. 若執行完完整三階段 21 天煥膚飲食，可持續採用第三階段飲食。本次設計的飲食模式不僅可達煥膚功效，更同時符合健康飲食，適合長期執行、融入生活。

2. 第一階段飲食主要是讓尚未執行過煥膚飲食的人有緩衝、無痛的調整，因此若過去已執行過煥膚飲食但中途暫停，或本身飲食已符合多蔬果、少油少糖原則，則可直接進入第二階段加強期，根據肌膚狀況挑選適合的油性或乾性飲食。

第一階段打底期飲食計畫

	Day1	Day2	Day3
早餐	• 蔬菜蛋餅 • 芒果優格 P. 94	• 藍莓堅果燕麥罐 P. 97	• 香烤全麥吐司佐鮮果酪梨醬 P.99
午餐	• 鮮蚵芹菜糙米粥 • 鮮鮭酒醋沙拉 P. 94	• 香煎鮭魚紅藜丼飯 • 三色玉子燒 P. 98	• 醬燒馬鈴薯嫩雞丁 • 韓風涼拌菠菜拌豆腐 • 花椰菜飯 P. 100
晚餐	• 台味金瓜炒米粉 • 蛤蜊絲瓜湯 P. 96	• 小卷鍋燒麵 P. 98 • 水果	• 鮮蝦鳳梨薑黃炒飯 • 金菇豆芽紫菜湯 • 鹽麴空心菜 P. 101 • 水果

營養 Tips：千張 P.124、生豆包 P.136、豆腐漢堡排 P.146、豆腐麵 P147、花椰菜米 P.100、秋刀魚 P.129、美生菜包雞絲炒蛋 P.150、胡麻醬 P.149、栗子 P.130、烤麩 P.112、馬鈴薯 P.133、堅果 P.121、彩椒 P.153、番茄 P.107、滑蛋牛肉地瓜糙米粥 P.103、

Day4	Day5	Day6	Day7
• 紫薯雞肉溫沙拉 　P. 102 • 鮮奶茶	• 優格莎莎捲餅 　P. 105	• 繽紛佛陀碗 • 紅棗茶 　P. 108	• 手捏紫蘇紫米飯糰 　P. 112 • 無糖奶綠
• 滑蛋牛肉地瓜糙米粥 • 醋溜金針馬鈴薯絲 　P. 102 • 水果	• 茶油鮭魚拌紅藜飯 • 山藥蓮子湯 　P.105 • 水果	• 亞麻仁油鮮菇炊飯 • 金菇三絲 • 花蛤冬瓜湯 　P. 110~111	• 白菜豆腐鮮蝦蒟蒻麵 • 醬燒烤麩 　P. 112~113 • 水果
• 青醬櫛瓜義大利麵 • 紙包蒜香烤時蔬 • 芹菜鮮蔬湯 　P. 104	• 涼拌苦瓜 • 番茄燒豆腐 • 紫米飯 　P. 107	• 豆漿養生鍋 　P. 111 • 優格（無加糖） • 水果	• 黑胡椒鯖魚炒飯 • 蒜味千張牛蒡絲 • 雪耳菊花枸杞飲 　P. 113~115 • 水果

酪梨 P.99、酪梨鮮蝦蛋餅 P.143、蒟蒻米 P.154、蒟蒻麵 P.111、燕麥 P.97、燕麥煎餅 P.126、櫛瓜麵 P.119、糙米 P.95、鮭魚 P.139、藍莓 P.141、鯖魚 P.115、繽紛佛陀碗 P.108

（以上依筆劃排序）

DAY 1

早餐 ▸ 蔬菜蛋餅

食材

冷凍蛋餅皮 65 克　　**紅甜椒** 30 克

蘿美萵苣 20 克　　　**雞蛋** 1 顆

作法

1. 蘿美萵苣、甜椒洗淨切絲放入碗中。
2. 打入雞蛋，以適量鹽巴調味，攪拌均勻備用。
3. 熱油鍋，將準備好的甜椒雞蛋液倒入鍋中。
4. 待蛋液半熟，蓋上冷凍蛋餅皮，輕壓，使蛋液沾至餅皮上後翻面，煎至餅皮金黃即可起鍋。

早餐 ▸ 芒果優格

食材

芒果 80 克

優格 (無加糖) 210 克

作法

1. 芒果去皮去籽，果肉切塊。
2. 將芒果塊放置優格上即完成。

午餐 ▸ 鮮蚵芹菜糙米粥

食材

牡蠣 80 克　　　**胡蘿蔔** 20 克

豬瘦肉 40 克　　**糙米** 80 克

芹菜 20 克　　　**嫩薑** 20 克

作法

1. 糙米洗淨、泡水 40 分鐘（或放入冷藏泡隔夜）。
2. 芹菜切末、胡蘿蔔去皮刨絲、嫩薑切絲、豬肉切成條狀，快速拌炒以鹽調味。
3. 牡蠣放入滾水快速汆燙撈起備用。
4. 糙米：水＝1：2 比例，並將**作法2** 食材放入小火燜煮至熟。加入牡蠣與芹菜末，燜煮 1 分鐘即完成。

午餐 ▸ 鮮鮭酒醋沙拉

食材

鮭魚 60 克　　　**櫻桃蘿蔔** 10 克

蘿美萵苣 50 克　　**黃甜椒** 20 克

小番茄 50 克　　　**紅酒醋** 適量

作法

1. 蘿美萵苣洗淨後手撕至適當大小。
2. 櫻桃蘿蔔切片、甜椒切絲、小番茄對半切備用。將鮭魚煎熟。
4. 將蘿美萵苣、櫻桃蘿蔔、甜椒、小番茄放入碗中，淋上紅酒醋拌勻後，放入鮭魚片即可。

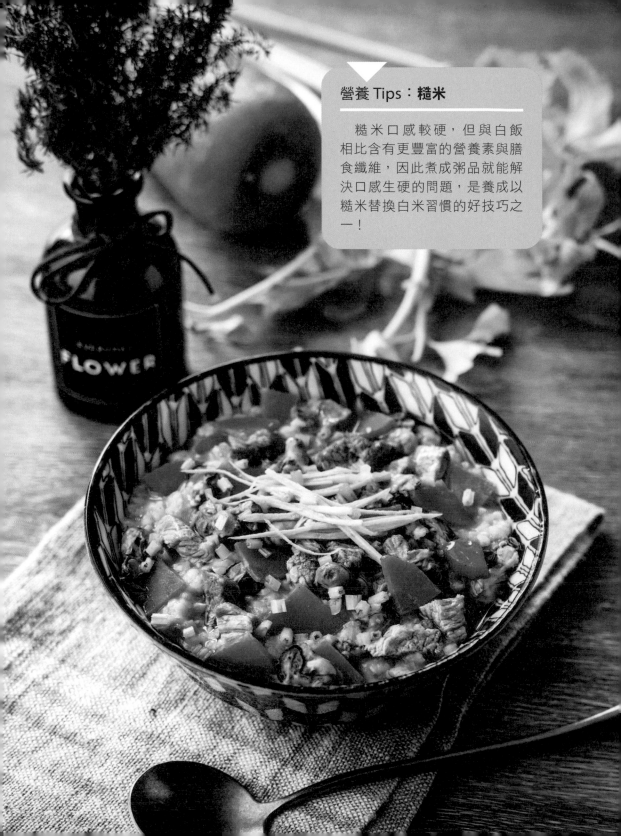

營養 Tips：糙米

　　糙米口感較硬，但與白飯相比含有更豐富的營養素與膳食纖維，因此煮成粥品就能解決口感生硬的問題，是養成以糙米替換白米習慣的好技巧之一！

晚餐 蛤蜊絲瓜湯

食材

蛤蜊 80 克　　**青蔥** 10 克

絲瓜 80 克

作法

1. 蛤蠣泡鹽水吐沙，絲瓜削皮切塊，青蔥切蔥花。

2. 將絲瓜放入滾水中沸騰 5~10 分鐘，再放入蛤蠣煮開，加入鹽巴調味、放入蔥花即可。

晚餐 台味金瓜炒米粉

食材

台灣南瓜 60 克　　**蝦米** 10 克

高麗菜 50 克　　**青蔥** 10 克

胡蘿蔔 20 克　　**米粉** 110 克

乾香菇 10 克　　**橄欖油** 5 克

洋蔥 30 克

作法

1. 蝦米、乾香菇、米粉洗淨後，分別浸泡備用。

2. 高麗菜、乾香菇、胡蘿蔔、洋蔥切絲，青蔥切蔥花，南瓜切塊備用。

3. 熱油鍋，將蝦米、乾香菇瀝乾，丟入鍋中爆香。

4. 加入南瓜、洋蔥，蓋上鍋蓋，燜至南瓜半熟後加入米粉拌炒。

5. 最後加入高麗菜、胡蘿蔔和適量鹽巴拌炒至熟，撒入蔥花即可起鍋。

DAY2

早餐 **藍莓堅果燕麥罐**

營養 Tips：燕麥

　　燕麥是未精緻的穀物類（當然即溶的不算！），含有 β 葡聚糖，有助於血糖調控，穩定血糖就能改善膚質，而較硬的口感可以用浸泡的方式解決，所以前一晚把燕麥跟優格放在一起，就能讓它軟化囉！

食材

藍莓 50 克　　　**綜合堅果** 10 克

燕麥片 50 克　　**優格 (無加糖)** 210 克

作法

1. 前一天晚上將所以食材依序放入罐中，並放置冰箱冷藏。
2. 隔天取出即可食用。

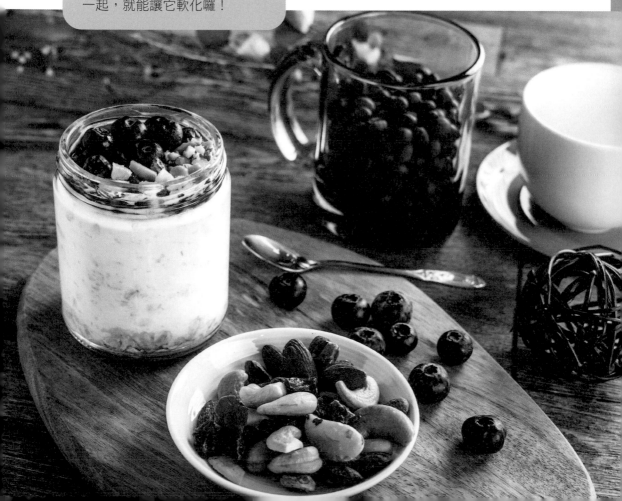

三色玉子燒

食材

雞蛋 2 顆 　　**南瓜** 20 克

胡蘿蔔 15 克 　**橄欖油** 10 克

敏豆 15 克

作法

1. 南瓜、胡蘿蔔削皮切丁、敏豆切小段。

2. 將南瓜、胡蘿蔔、敏豆加入蛋液拌勻，以適量鹽巴調味。

3. 平底鍋並抹油，將蛋液倒入鍋中，緩慢攪動蛋液，待蛋液煎熟凝結後即可起鍋。

午餐 ## 香煎鮭魚紅藜丼飯

食材

白米 50 克 　　**香菇** 40 克

紅藜 15 克 　　**花椰菜** 40 克

鮭魚 100 克 　**青蔥** 10 克

胡蘿蔔 20 克

作法

1. 米、紅藜洗淨，以米＋紅藜：水＝1：1.2 比例煮飯。

2. 胡蘿蔔、香菇洗淨切片、青蔥切花備用。

3. 起油鍋，將香菇、胡蘿蔔放入鍋中炒香備用。

4. 花椰菜洗淨切塊汆燙至熟。

5. 熱油鍋，將鮭魚抹上適量鹽巴後放入鍋中，煎至兩面金黃後取出備用。

6. 飯盛入碗中，放入香菇、胡蘿蔔、花椰菜、鮭魚依喜好以鹽巴、黑胡椒調味。

晚餐 ## 小卷鍋燒麵

食材

鎖管 150 克 　**青蔥** 20 克

鍋燒麵 180 克 　**青江菜** 100 克

金針菇 50 克

作法

1. 將金針菇洗淨去除尾部後切小段，每段長約 5 公分，青江菜、青蔥切段備用。

2. 煮一鍋水，放入鎖管汆燙至熟後撈起。

3. 煮一鍋新熱水，將鎖管、金針菇、青江菜、適量鹽巴放入。

4. 放入鍋燒麵，起鍋前撒上蔥段即可。

DAY3

早餐 香烤全麥吐司佐
鮮果酪梨醬

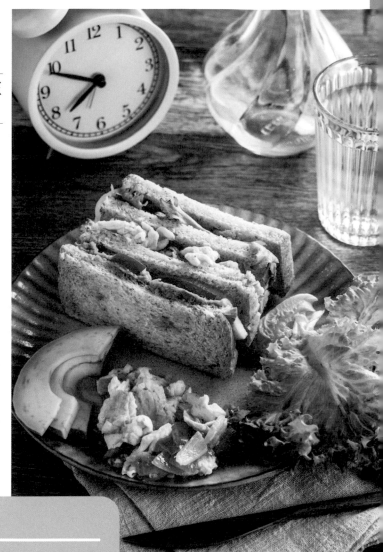

食材

全麥吐司 2 片　　**洋蔥** 30 克

酪梨 80 克　　　**雞蛋** 1 顆

蘋果 30 克　　　**萵苣** 30 克

奇異果 30 克

作法

1. 洋蔥切丁、雞蛋打散。

2. 以平底鍋將洋蔥、雞蛋煎熟。

3. 蘋果、酪梨、奇異果放入
   調理機打勻。

4. 將**作法 3** 的果醬、萵苣、
   雞蛋、洋蔥依序放上全麥
   吐司即完成。

營養 Tips：酪梨

　　酪梨是減醣飲食中的好食材，不僅含有單
元不飽和脂肪酸，也能增加飽足感，放在早
上搭配全麥吐司食用，能讓你低卡、低熱量
又有滿滿的飽足感，讓一早就神采奕奕、神
經氣爽。

午餐 醬燒馬鈴薯嫩雞丁

食材

雞胸肉 100 克　　**青蔥** 10 克

馬鈴薯 70 克　　**蒜頭** 5 克

甜豌豆 40 克　　**醬油** 15 克

青椒 50 克　　**烏醋** 15 克

紅甜椒 50 克　　**橄欖油** 15 克

作法

1. 將雞胸肉洗淨後切丁，並放入適量醬油、鹽巴醃製 20 分鐘。

2. 馬鈴薯洗淨後切塊，甜椒切片、蒜頭切末、青蔥切花備用。

3. 起鍋煮水沸騰後，加入馬鈴薯，並依序放入醬油、烏醋、橄欖油、蒜末、雞胸肉丁。小火燉煮 10~15 分鐘。

4. 最後放入甜椒、甜豌豆，再燜煮 5~10 分鐘即可。

營養 Tips：花椰菜米

　　花椰菜米是近年來的熱門食品。以白花椰菜製成米飯形狀，不僅口感與米飯類似，身為蔬菜類的高膳食纖維、低碳水化合物特性，讓它成為各種健康飲食法的必選食材之一。

午餐 韓風涼拌菠菜拌豆腐

食材

菠菜 100 克　　**蒜頭** 5 克

嫩豆腐 100 克　　**白芝麻** 5 克

白芝麻油 10 克

作法

1. 將菠菜洗淨切段約 5 公分，嫩豆腐切片。

2. 蒜頭切末拌入白芝麻油、白芝麻中。

3. 起鍋沸水，嫩豆腐過水，接著汆燙菠菜約 30 秒。

4. 起鍋裝盤，豆腐放於底部，菠菜放置豆腐上方，淋上蒜末白芝麻油即完成。

午餐 花椰菜飯

食材

花椰菜米 120 克

作法

1. 白花椰菜洗淨，以調理機打碎至米粒大小，拌炒至熟即可。

（也有市售花椰菜米可以選購）

晚餐 鮮蝦鳳梨薑黃炒飯

食材

糙米 80 克　　**薑黃粉** 15 克

鳳梨 40 克　　**青蔥** 10 克

草蝦仁 80 克　　**洋蔥** 30 克

雞蛋 1 顆　　**橄欖油** 10 克

作法

1. 將糙米洗淨後，泡水 40 分鐘，以米：水＝ 1：1.5 比例蒸煮。
2. 鳳梨去皮後切小塊，洋蔥切末、青蔥切花備用。
3. 草蝦仁去泥線、雞蛋打入碗中打散。
4. 熱鍋後加入橄欖油熱油，下洋蔥末、蛋液及蝦仁並加入適量鹽巴，快速攪拌，待其炒熟，下糙米飯拌炒均勻。
5. 起鍋前放入鳳梨、蔥花、薑黃粉拌勻即可。

晚餐 金菇豆芽紫菜湯

食材

黃豆芽 80 克　　**豬頰肉** 30 克

紫菜 20 克　　**金針菇** 80 克

作法

1. 將金針菇去除尾部後，切段洗淨。
2. 起鍋煮水，豬頰肉切小片、汆燙至熟後撈起。
3. 起鍋換水後，加入金針菇、紫菜和調味料。
4. 待水沸騰後加入黃豆芽、豬頰肉，蓋上鍋蓋燜煮 1 分鐘即可。

晚餐 鹽麴空心菜

食材

空心菜 100 克　　**紅辣椒**適量

鹽麴少許　　**香油**適量

嫩薑適量

作法

1. 將空心菜洗淨後切段備用。
2. 嫩薑切絲、紅辣椒切小丁備用。
3. 熱油鍋，下薑絲爆香，放入鹽麴、空心菜翻炒 5 分鐘。
4. 起鍋前放入辣椒、香油即完成。

DAY 4

早餐 紫薯雞肉溫沙拉

食材

雞胸肉 80 克　　**蘿美萵苣** 40 克

紫心地瓜 50 克　　**藍莓** 10 克

豌豆苗 30 克

作法

1. 紫心地瓜削皮切丁，蘿美萵苣後用手撕小片。
2. 雞胸肉洗淨切丁，塗抹適量鹽巴、黑胡椒粒備用。
3. 以底鍋將雞胸肉煎熟備用。
4. 起鍋將水煮沸，放入紫心地瓜丁煮熟後撈起。
5. 拿容器，依序放入蘿美萵苣、紫心地瓜、雞胸肉、豌豆苗、藍莓，拌勻即可。

午餐 醋溜金針馬鈴薯絲

食材

馬鈴薯 80 克　　**白醋** 2 克

金針菇 20 克　　**醬油** 2 克

紅辣椒 10 克

作法

1. 馬鈴薯削皮切絲、金針菇去除尾部後洗淨切段，紅辣椒切絲。
2. 起鍋煮水，將馬鈴薯汆燙製備熟後起鍋。
3. 熱油鍋，依序下金針菇、馬鈴薯絲、紅辣椒絲及調味料拌炒完整即起鍋。

午餐 滑蛋牛肉地瓜糙米粥

食材

糙米 50 克　　**雞蛋** 1 顆

地瓜 50 克　　**青蔥** 20 克

牛肉片 80 克

作法

1. 地瓜去皮切塊，糙米洗淨後泡水，雞蛋打成蛋液。
2. 以糙米：水 =1：2 方式浸泡，加入地瓜放入電鍋燜煮。
3. 將蛋液、牛肉片放入，重新燜煮至全熟。
4. 加入青蔥。

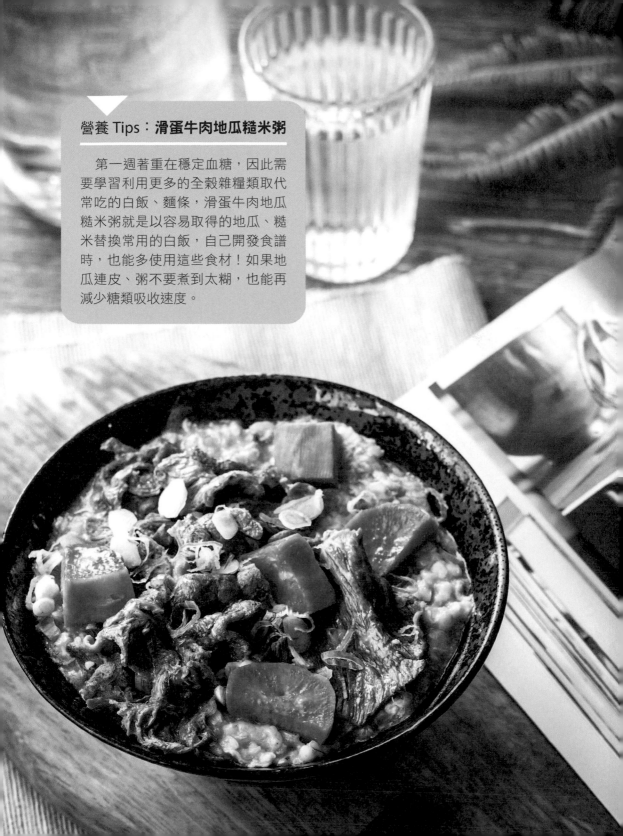

營養 Tips：滑蛋牛肉地瓜糙米粥

　　第一週著重在穩定血糖，因此需要學習利用更多的全穀雜糧類取代常吃的白飯、麵條，滑蛋牛肉地瓜糙米粥就是以容易取得的地瓜、糙米替換常用的白飯，自己開發食譜時，也能多使用這些食材！如果地瓜連皮、粥不要煮到太糊，也能再減少糖類吸收速度。

晚餐 ▶ 芹菜鮮蔬湯

食材

芹菜 80 克 **胡蘿蔔** 50 克
大番茄 80 克 **蘑菇** 30 克

作法

1. 芹菜切末，番茄、胡蘿蔔削皮切滾刀塊，洋菇對半切備用。
2. 起鍋沸水後，放入番茄、胡蘿蔔、蘑菇，煮至半熟後，加入適量鹽巴及調味料，起鍋前放入芹菜即可。

晚餐 ▶ 青醬櫛瓜義大利麵

食材

綠蘆筍 30 克 **九層塔** 50 克
黃甜椒 30 克 **綜合堅果** 20 克
松阪豬 80 克 **蒜頭** 10 克
櫛瓜 250 克 **橄欖油** 20 克

作法

1. 將甜椒去蒂頭、切片，松阪豬和蒜頭切片。
2. 櫛瓜以廚具削成麵條狀，綜合堅果搗碎備用。
3. 起鍋沸水，放入櫛瓜麵煮約 5~10 分鐘，起鍋泡冷水。
4. 以調理機將九層塔、堅果攪打均勻（可保留部分堅果裝飾）。
5. 熱鍋爆香蒜片，炒松版豬、甜椒，熟透後加入義大利麵與**作法 4** 醬料拌炒。
6. 呈盤並撒上堅果碎仁即完成。

晚餐 ▶ 紙包蒜香烤時蔬

食材

杏鮑菇 70 克 **蒜頭** 10 克
玉米筍 70 克 **紅蔥頭** 5 克
大番茄 50 克 **橄欖油** 10 克
櫛瓜 70 克

作法

1. 將杏鮑菇、玉米筍、番茄切滾刀塊，櫛瓜、蒜頭切片備用。
2. 預熱烤箱 200 度。
3. 將食材包入烤紙並撒上適量的鹽巴、黑胡椒粒後，放入預熱好的烤箱 200 度，烤約 15~20 分鐘。
4. 烤至全熟後，淋上橄欖油拌勻即可。

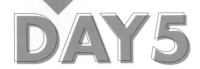

DAY 5

早餐 優格莎莎捲餅

食材

蘿美萵苣 80 克　　墨西哥烤餅 25 克

小番茄 60 克　　　檸檬少許

洋蔥 20 克　　　　雞胸肉 100 克

優格 (無加糖) 100 克　小黃瓜 40 克

作法

1. 小番茄、檸檬對半切，洋蔥、小黃瓜切絲，蘿美萵苣撕小片，雞胸肉切丁。

2. 優格、洋蔥、番茄丁攪拌均勻製成優格莎莎醬。

3. 熱油鍋，將烤餅放入鍋中加熱取出。

4. 雞胸肉煎熟取出。

5. 將萵苣、小黃瓜、雞胸肉放入烤餅，放上莎莎醬與檸檬汁即完成。

午餐 山藥蓮子湯

食材

山藥 80 克　　　米酒 10 克

蓮子 (乾) 20 克　芹菜 10 克

老薑 20 克

作法

1. 蓮子泡水備用。

2. 老薑切片、芹菜切末，山藥洗淨後切塊。

3. 將所有食材放入鍋內，將表面雜質清除，接著蓋上鍋蓋，轉小火滾40 分鐘。

4. 起鍋前加入適量鹽巴和芹菜末即可。

午餐 茶油鮭魚拌紅藜飯

食材

白飯 70 克　　　紅甜椒 30 克

紅藜 20 克　　　乾香菇 5 克

鮭魚 100 克　　青蔥 10 克

茶油 10 克

作法

1. 紅藜與白飯混合蒸煮。

2. 乾香菇泡水後與甜椒、鮭魚一同切小丁，青蔥切花。

3. 熱鍋熱油，放入香菇丁、甜椒丁、鮭魚丁並拌入茶油、蔥花和適量鹽巴後，拌炒至熟。

4. 起鍋後，拌入紅藜飯中即完成。

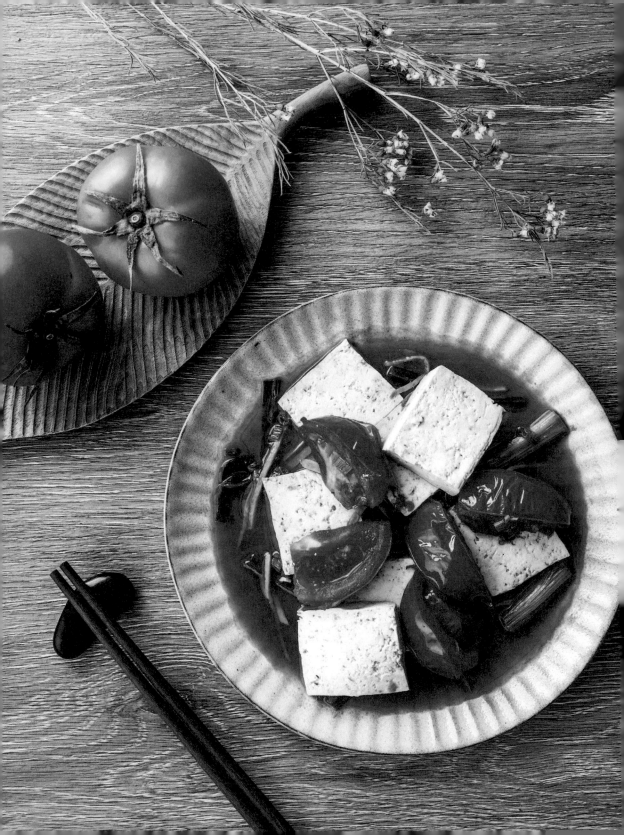

晚餐 番茄燒豆腐

食材

大番茄 100 克　　**青蔥** 10 克

嫩豆腐 100 克　　**橄欖油** 5 克

作法

1. 嫩豆腐、番茄切成塊狀，青蔥切成蔥段備用（蔥白蔥綠分開）。

2. 熱鍋將豆腐煎至表皮呈現金黃色。

3. 放入番茄、蔥白段一同拌炒，番茄稍微炒軟後，加入半杯水，加入適量鹽巴，蓋上鍋蓋燜煮 1 分鐘。

4. 開蓋後，撒上蔥綠拌勻後即完成。

營養 Tips：番茄

　　多色、多樣化的植化素是抗發炎的關鍵營養。大番茄是最容易入菜的紅色蔬果之一，含有 β- 胡蘿蔔素、維生素 E 等營養，且製成的料理滑順好入口，適合搭配各種較乾硬的全穀飯類。

晚餐 涼拌苦瓜

食材

苦瓜 80 克　　**醬油** 適量

白芝麻 2 克　　**柴魚片** 2 克

檸檬 少許

作法

1. 苦瓜洗淨後切薄片，用鹽巴抓醃後冰鎮。

2. 用檸檬、醬油、白芝麻調配醬汁，拌入苦瓜薄片中。

3. 最後撒上柴魚片即可。

晚餐 紫米飯

食材

白米 15 克　　**紫米** 5 克

作法

1. 紫米、白米混合洗淨，浸泡約 1 小時。

2. 以米 + 紫米：水 = 1：1.2 的比例放入電鍋蒸熟。

3. 電鍋跳起後燜 5~10 分鐘即可。

DAY6

早餐 紅棗茶

食材

紅棗 50 克

作法

1. 將紅棗洗乾淨，用清水浸泡大約一小時。
2. 泡好後，將紅棗用剪刀剪一小刀。
3. 將紅棗放入鍋內，加清水 1,000c.c.，蓋上鍋蓋，用中火煮滾後再煮 5 分鐘。
4. 接著關火蓋上鍋蓋，燜至少兩小時即完成。

早餐 繽紛佛陀碗

食材

馬鈴薯 30 克	**蘋果** 40 克
芋頭 30 克	**葡萄乾** 10 克
薏仁 20 克	**胡蘿蔔** 20 克
紅豆 20 克	**雞蛋** 1 顆
鷹嘴豆 20 克	**蘿美萵苣** 30 克
毛豆仁 20 克	

作法

1. 馬鈴薯、芋頭、胡蘿蔔、蘋果去皮切丁。
2. 紅豆、薏仁、鷹嘴豆放入鍋子，加水蓋過食材，大火煮滾，煮滾後蓋上鍋蓋，中火煮 15 分鐘後撈起。
3. 馬鈴薯、芋頭、毛豆仁、胡蘿蔔丁、雞蛋放入電鍋中，外鍋加一杯水，蒸熟後將雞蛋去殼對半切。
4. 將萵苣放入容器底層，依序放入紅豆、薏仁、鷹嘴豆、馬鈴薯、芋頭、毛豆仁、胡蘿蔔丁、雞蛋、蘋果丁、葡萄乾即可。

營養 Tips：繽紛佛陀碗

蔬食飲食是近年來特別推崇且流行的飲食原則，食材上多使用各種類豆科，不僅能讓飲食更多元、豐富，也是增加整體膳食纖維、減少飽和脂肪酸的飲食訣竅。

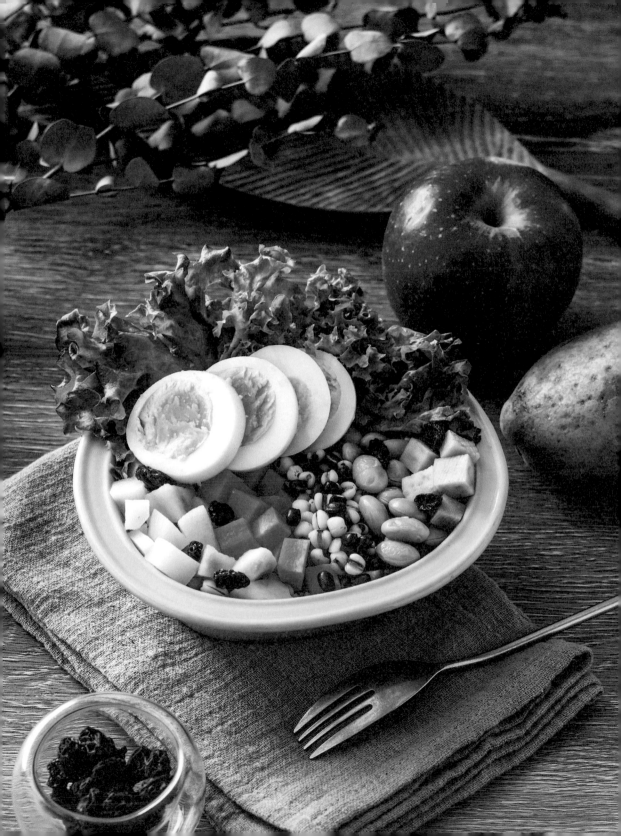

花蛤冬瓜湯

食材

蛤蠣 80 克　　**青蔥** 10 克

冬瓜 100 克　　**九層塔** 少許

嫩薑 10 克

作法

1. 蛤蠣吐沙備用。

2. 冬瓜去囊去皮，切成小塊，青蔥切花、嫩薑切絲備用。

3. 鍋中煮水，煮沸後放入九層塔、冬瓜。

4. 等到冬瓜變軟，倒入蛤蠣煮至開口。

5. 小火慢煮 5 分鐘後，去除表面的雜質泡沫，並加入適量的鹽巴。

6. 關火，撒上蔥花後即可。

金菇三絲

食材

金針菇 60 克　　**秋葵** 50 克

香菇 50 克　　**胡蘿蔔** 30 克

作法

1. 將金針菇去除尾部剝開，胡蘿蔔、香菇切絲，秋葵將頭部較老的部分去除。

2. 取炒鍋加入少許油，放入少許蒜頭爆香。

3. 放入胡蘿蔔絲，炒至軟化。

4. 加入金針菇、香菇、秋葵拌炒均勻。

5. 倒入醬油膏、米酒、鹽巴調味，待金針菇出水後即可起鍋。

午餐 ▸ 亞麻仁油鮮菇炊飯

食材

糙米 30 克	**板腱肉** 50 克
白米 30 克	**嫩薑** 20 克
杏鮑菇 30 克	**亞麻仁油** 15 克

作法

1. 將糙米、白米洗淨後加水浸泡約三十分鐘（或冷藏泡隔夜）。
2. 杏鮑菇切滾刀塊、板腱肉切小塊、嫩薑切片備用。
3. 平底鍋熱油，加入嫩薑爆香，再放入杏鮑菇、板腱肉，和適量鹽巴調味，炒至全熟後即可。
4. 將**作法 1** 與**作法 3** 食材放入電鍋，倒入亞麻仁油混合均勻，外鍋半杯水，蒸煮至熟即完成。

晚餐 ▸ 豆漿養生鍋

食材

豆漿 (無糖) 240 克	**小番茄** 50 克
豆腐皮 80 克	**猴頭菇** 50 克
山藥 50 克	**花椰菜** 50 克
秀珍菇 50 克	**蒟蒻麵** 100 克

作法

1. 將豆腐皮切絲、山藥切成塊狀，秀珍菇、猴頭菇去根部，花椰菜切小朵備用。
2. 用小火熬煮無糖豆漿，煮滾後依序加入豆腐皮、秀珍菇、猴頭菇、花椰菜、小番茄、山藥熬煮至熟。
3. 最後加入蒟蒻麵，煮滾後即可。

營養 Tips：蒟蒻麵

蒟蒻製成的麵，不僅維持了麵體的嚼勁，本身熱量低，是許多減重族群愛好的食材，常被用在低醣飲食料理中。

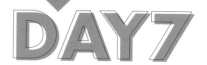

DAY7

早餐 手捏紫蘇紫米飯糰

食材

紫蘇 8 克
黑糯米 20 克
玉米粒(熟) 10 克
白米 20 克
鮭魚 40 克

作法

1. 將白米、黑糯米洗淨後泡水 30 分鐘，以米：水＝ 1：1.2 比例煮熟，接著加入紫蘇拌勻。
2. 鮭魚煎熟，切小塊或撥絲。
3. 將米飯鋪平在耐熱塑膠袋上，依序鋪上鮭魚、玉米粒。
4. 最後將米飯從外往中間集中捏實即可。

午餐 白菜豆腐鮮蝦蒟蒻麵

食材

結球白菜 200 克
草蝦仁 50 克
胡蘿蔔 30 克
青江菜 80 克
嫩豆腐 80 克
青蔥 10 克
鴻喜菇 50 克
蒟蒻麵 180 克

作法

1. 嫩豆腐切丁，青江菜切段，白菜、胡蘿蔔切絲，鴻禧菇去除尾部洗淨、青蔥切花、蒜頭切末，草蝦仁去沙腸。
2. 熱鍋，蒜末放入鍋中炒香後放入白菜、胡蘿蔔、青江菜、鴻禧菇拌炒。
3. 接著放入蝦仁，炒至出油後將所有食材（包含豆腐）倒入砂鍋。
4. 倒水至八分滿後，小火熬煮。
5. 最後加入青蔥、蒟蒻麵，待水煮滾後即可。

營養 Tips：**烤麩**

烤麩是類似麵筋的食材，孔洞多易吸附醬汁，用來烹調含醬汁的料理會非常適合！

醬燒烤麩

食材

烤麩 120 克　　　　**胡蘿蔔** 30 克

茭白筍 80 克　　　　**芥藍菜** 80 克

作法

1. 茭白筍、胡蘿蔔切絲、芥藍菜切段。

2. 烤麩放置熱水中汆燙 1 分鐘，撈出擠乾水分，每個切 4 塊備用。

3. 熱鍋冷油，放入烤麩，並以小火慢慢煎乾，變成金黃色。

4. 加入茭白筍、胡蘿蔔、芥藍菜，炒至快熟後，加入調味料（醬油、香油）並加水至烤麩三分之一處即可。

5. 開大火，煮沸後轉小火慢煮，煮至快收汁即完成。

晚餐 **蒜味千張牛蒡絲**

食材

牛蒡 80 克　　　　**香菜**適量

千張 2 張　　　　**蒜頭** 10 克

紅辣椒少許　　　　**橄欖油** 5 克

作法

1. 將牛蒡洗淨刮除外皮後，切成細絲，香菜洗淨挑葉子、千張切絲、蒜頭切末、紅辣椒切小段。

2. 熱鍋加橄欖油後，放入蒜末爆香後加水。

3. 接著依序加入千張、牛蒡煮熟。

4. 最後放入紅辣椒與香菜，蓋上鍋蓋燜 1 分鐘後即完成。

晚餐 **雪耳菊花枸杞飲**

食材

乾黃菊花 10 克　　　　**枸杞子** 10 克

木耳 30 克　　　　**紅棗** 10 克

作法

1. 將紅棗洗淨後用刀子劃四刀備用。

2. 將枸杞、乾黃菊花洗淨備用。

3. 鍋中加水，依序放入紅棗、枸杞、菊花並開中火煮滾。

4. 水滾後改小火燉煮，大約 20 分鐘後打開鍋蓋，放入木耳，待水煮滾後即完成。

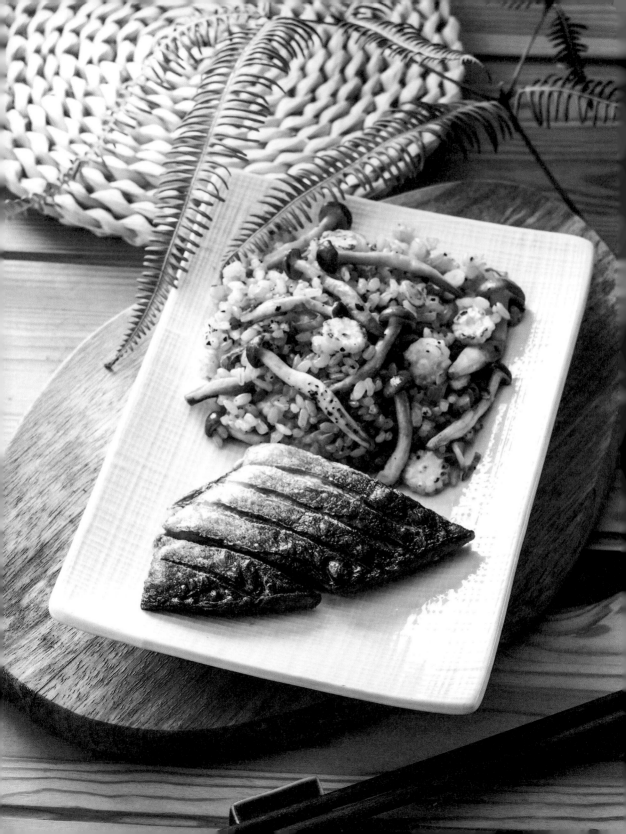

食材

糙米飯 80 克　　　　　**蒜頭** 5 克

鯖魚 80 克　　　　　　**黑胡椒** 適量

青蔥 10 克　　　　　　**橄欖油** 10 克

作法

1. 蒜頭切末、青蔥切蔥花。

2. 鍋中倒入橄欖油熱鍋，放入鯖魚煎熟，煎熟後將魚取出。

3. 將蒜末放入剛剛煎魚的油鍋中爆香，待香氣飄出後，放入糙米飯加入適量鹽巴一同拌炒。

4. 最後撒上蔥花、黑胡椒即可。

營養 Tips：鯖魚

　　鯖魚有我們最需要的多元不飽和脂肪酸，是降低體內發炎反應的重要營養素。豐富的油脂可以降低該餐的烹調油量，且稍加煎煮就會散發滿滿的香氣，非常適合做為煥膚飲食的主菜。

	Day1	Day2	Day3
早餐	● 鮮蔬鮪魚起司三明治 P. 118 ● 無糖豆漿	● 堅果優格水果罐 P. 121	● 優格馬鈴薯蛋沙拉 ● 新鮮果汁 P. 123
午餐	● 薑黃什錦花椰菜飯 ● 味噌豆腐小魚湯 P. 118	● 南瓜藜麥燕麥粥 ● 薑炒絲瓜金針菇 P. 121	● 鮭魚鮮菇炒花椰米飯 ● 山藥排骨湯 P. 123
晚餐	● 蒜炒野菇櫛瓜義大利麵 P. 119 ● 水果優格	● 鮭魚甜椒豆腐拌飯 ● 蒜頭香菇雞湯 P. 122	● 酪梨雞肉千張捲 ● 羅宋湯 P. 124 ● 水果

營養 Tips：千張 P.124、生豆包 P.136、豆腐漢堡排 P.146、豆腐麵 P147、花椰菜米 P.100、秋刀魚 P.129、美生菜包雞絲炒蛋 P.150、胡麻醬 P.149、栗子 P.130、烤麩 P.112、馬鈴薯 P.133、堅果 P.121、彩椒 P.153、番茄 P.107、滑蛋牛肉地瓜糙米粥 P.103、

Day4	Day5	Day6	Day7
• 豆漿水果燕麥鬆餅 • 酪梨核桃沙拉佐檸檬橄欖油 P.126	• 堅果起司薯泥塔 • 鮮橘優格 P.128	• 鮪魚千張蛋餅 P.130 • 優酪乳	• 肉桂蘋果燕麥粥 P.132 • 豆漿紅茶 P.160
• 薑黃美白菇花椰米飯糰 • 鮭魚牛奶濃湯 P.127	• 什錦豆腐麵 • 檸香薄鹽秋刀魚 P.128~129	• 栗子嫩雞鮮菇炊飯 • 養牛綠拿鐵 P.130	• 酪梨青醬鮮菇櫛瓜義大利麵 • 薑黃鯖魚海帶湯 P.132
• 苦茶油枸杞拌蒟蒻麵 • 高纖水果優格 P.127	• 彩蔬咖哩蒟蒻米飯 • 舞菇蒸蛋 P.129	• 南瓜溫沙拉佐亞麻仁油 • 馬鈴薯濃湯 P.131	• 馬鈴薯鹹派 • 輕食莓果優格 P.132~133

酪梨 P.99、酪梨鮮蝦蛋餅 P.143、蒟蒻米 P.154、蒟蒻麵 P.111、燕麥 P.97、燕麥煎餅 P.126、櫛瓜麵 P.119、糙米 P.95、鮭魚 P.139、藍莓 P.141、鯖魚 P.115、繽紛佛陀碗 P.108

（以上依筆劃排序）

DAY 1

早餐 ## 鮮蔬鮪魚起司三明治

食材

鮪魚罐頭 60 克 　　**洋蔥** 50 克

起司片 1 片 　　　**玉米粒** 20 克

美生菜 50 克 　　**沙拉醬** 10 克

大番茄 50 克 　　**全麥吐司** 2 片

作法

1. 美生菜洗淨切小片。

2. 番茄、洋蔥洗淨切小丁加入玉米、沙拉醬、鮪魚拌勻。

3. 全麥吐司置於底層，鋪上切好的美生菜、拌好的食材。

4. 放上起司片即可食用（或可至於烤箱烤至起司片融化）。

午餐 ## 薑黃什錦花椰菜飯

食材

高麗菜 30 克 　　**雞蛋** 1 顆

黃豆芽 30 克 　　**薑黃粉** 1 茶匙

胡蘿蔔 30 克 　　**花椰菜米** 160 克

木耳 30 克 　　　**醬油** 1 茶匙

青蔥 10 克 　　　**橄欖油** 1 茶匙

作法

1. 黃豆芽洗淨泡水，高麗菜、胡蘿蔔、木耳切絲。

2. 蛋打散成蛋液，熱油鍋，將蛋液放入鍋中持續翻動煎炒，蛋液凝固後，加入胡蘿蔔絲、木耳、黃豆芽拌炒。

3. 加入花椰菜米拌炒，以薑黃粉調味，翻均勻後以醬油調味。

4. 關火撒上青蔥即完成。

午餐 ## 味噌豆腐小魚湯

食材

傳統豆腐 80 克 　　**紫菜** 10 克

小魚乾 20 克 　　　**味噌** 5 克

作法

1. 豆腐切丁。

2. 燒一鍋水，水煮開後，倒入味噌拌勻。

3. 倒入切好的豆腐、紫菜、小魚乾燉煮，煮滾後即完成。

**蒜炒野菇櫛瓜
義大利麵**

食材

鴻喜菇 50 克	**大蒜** 15 克
杏鮑菇 50 克	**洋蔥** 40 克
綠蘆筍 50 克	**橄欖油** 2 茶匙
櫛瓜 120 克	**黑胡椒粉** 少許
九層塔 10 克	

作法

1. 綠蘆筍、鴻禧菇、杏鮑菇切段。
2. 櫛瓜以廚具削成麵條狀。
3. 起鍋沸水，放入櫛瓜麵煮約 3~5 分鐘，起鍋泡冷水。
4. 起油鍋，放入大蒜、洋蔥炒香、微軟，放入鴻禧菇、杏鮑菇、綠蘆筍拌炒均勻，加入櫛瓜麵及橄欖油拌炒。
5. 呈盤，並以九層塔裝飾、灑上黑胡椒即完成。

營養 Tips：櫛瓜麵

　　想要減少精製醣，除了糙米、地瓜等等食材之外，也可以使用蔬菜類製成類似的口感，像櫛瓜麵就是近年來最具代表的料理方式。將櫛瓜以廚具削成麵條狀，不僅口感爽脆，更能大幅減少碳水化合物，每個人都應該嘗試看看，相信你會愛上它。

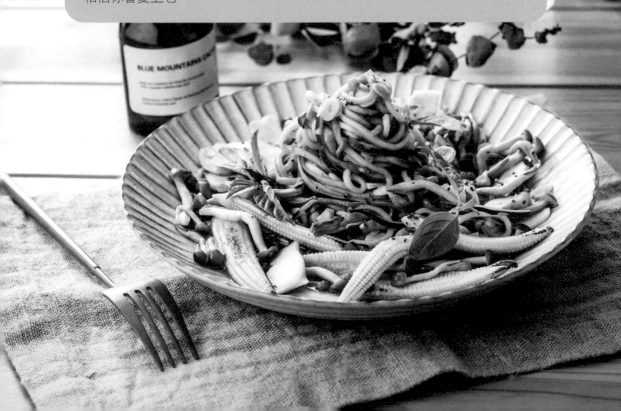

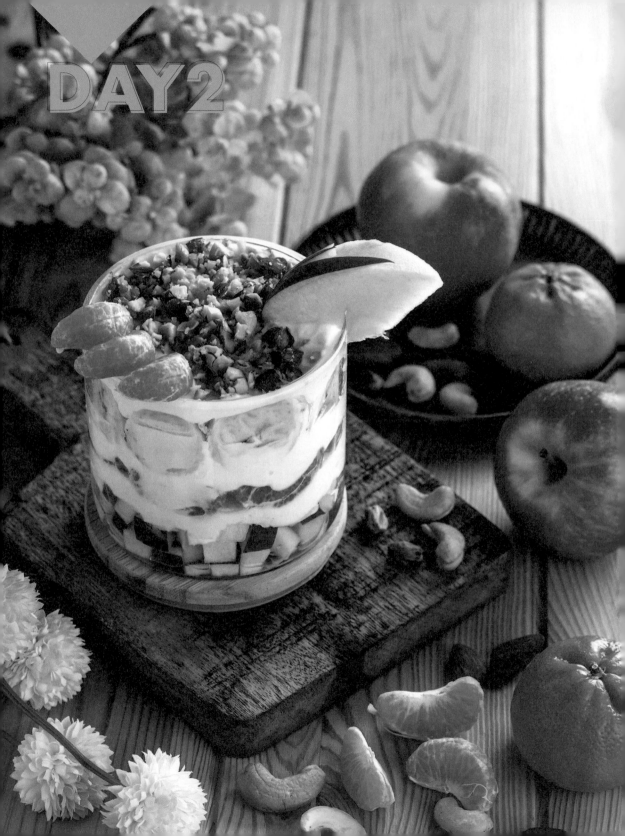

早餐 堅果優格水果罐

食材

橘子 75 克　　**核桃** 2 顆

蘋果 半顆　　**杏仁果** 5 顆

香蕉 70 克　　**優格** 3/4 杯

作法

1. 橘子、香蕉、蘋果切小塊，核桃、杏仁果壓成碎塊。

2. 優格倒入容器中，擺上**作法 1** 各水果，將堅果撒上裝飾即完成。

營養 Tips：堅果

　　除了魚類之外，堅果是攝取多元不飽和脂肪酸的另一類食材，尤其是核桃、胡桃含有更多的 ω-3 多元不飽和脂肪酸，幫助平衡油脂攝取，減少發炎反應。但堅果熱量高，每天攝取一湯匙量最恰當。

午餐 南瓜藜麥燕麥粥

食材

南瓜 85 克　　**洋蔥** 50 克

藜麥 20 克　　**松子仁** 1 湯匙

麥角 40 克

作法

1. 麥角、藜麥泡水。

2. 南瓜、洋蔥切丁。

3. 於鍋內倒水，放入麥角、藜麥、洋蔥，以大火煮滾後關小火燜煮。

4. 洋蔥、松子仁，蓋鍋蓋煮 5 分鐘，再放入南瓜丁續煮 5 分鐘即完成。

午餐 薑炒絲瓜金針菇

食材

絲瓜 80 克　　**嫩薑** 適量

金針菇 70 克　　**橄欖油** 2 茶匙

作法

1. 絲瓜切片，金針菇去尾撥開。

2. 熱油鍋，爆香嫩薑，加入絲瓜炒至微軟。

3. 加入金針菇，拌炒均勻即完成。

晚餐 鮭魚甜椒豆腐拌飯

食材

鮭魚 80 克　　**五穀米**半杯

紅甜椒 30 克　**黑芝麻** 2 茶匙

黃甜椒 30 克　**橄欖油** 2 茶匙

嫩豆腐半盒

作法

1. 五穀米洗淨泡水 1 小時，以米：水＝ 1：1.2 蒸煮。

2. 甜椒切丁、嫩豆腐切塊備用。

3. 熱油鍋，將鮭魚煎到兩面金黃。

4. 利用煎完鮭魚的魚油，將甜椒、豆腐下鍋拌炒。

5. 將煮熟之五穀飯倒入鍋裡，和其他食材拌炒均勻。

6. 盛盤，擺上鮭魚即完成。

晚餐 蒜頭香菇雞湯

食材

大蒜 20 克　　**老薑**少許

新鮮香菇 100 克　**米酒** 2 茶匙

雞腿 100 克

作法

1. 香菇洗淨，大蒜去皮拍扁。

2. 雞腿肉以滾水燙過後濾乾。

3. 重燒一鍋水，將雞腿肉、大蒜、老薑、香菇放鍋中（含香菇水）。

4. 煮滾，轉小火燉煮 10 分鐘，起鍋前加入米酒即完成。

DAY3

早餐 優格馬鈴薯蛋沙拉

食材

馬鈴薯 90 克　　**優格** 3/4 杯

雞蛋 1 顆　　　**橄欖油** 1 茶匙

小黃瓜 80 克

作法

1. 馬鈴薯切小塊蒸熟後壓成泥，小黃瓜切丁以滾水汆燙。

2. 雞蛋煮成水煮蛋後切片。

3. 將馬鈴薯泥與小黃瓜、雞蛋混合，優格加於上方即完成。

早餐 新鮮果汁

食材

蘋果 65 克　　　**鳳梨** 110 克

作法

1. 蘋果鳳梨洗淨去籽、蒂頭切小塊。

2. 切好的鳳梨、蘋果放入果汁機加適量水攪打即可。

午餐 鮭魚鮮菇炒花椰米飯

食材

鮭魚 60 克　　　**花椰菜米** 120 克

杏鮑菇 50 克　　**橄欖油** 1 茶匙

毛豆仁 50 克　　**大蒜** 10 克

作法

1. 杏鮑菇、大蒜切丁。

2. 起油鍋，鮭魚煎至兩面金黃色備用。

3. 以相同油鍋將大蒜炒香，加入花椰菜米、杏鮑菇、毛豆仁炒熟呈盤。

4. 放上鮭魚即完成。

午餐 山藥排骨湯

食材

山藥 80 克　　　**枸杞** 10 克

豬大排 70 克

作法

1. 山藥切塊。

2. 豬大排以熱水燙過撈起。

3. 新燒一鍋滾水，放入山藥、豬肩胛肉熬煮。

4. 起鍋前加入枸杞即完成。

晚餐 羅宋湯

食材

大番茄 80 克　　**高麗菜** 30 克
洋蔥 30 克　　　**鴻喜菇** 30 克

作法

1. 將番茄切塊、洋蔥切丁。
2. 熱一鍋水，煮滾後加入番茄、高麗菜、洋蔥、鴻喜菇。
3. 蓋鍋蓋煮滾後，開蓋加鹽、胡椒調味即可。

晚餐 酪梨雞肉千張捲

食材

酪梨 80 克　　　**胡蘿蔔** 40 克
雞胸肉 60 克　　**美生菜** 40 克
雞蛋 1 顆　　　　**千張** 2 張

作法

1. 胡蘿蔔洗淨切絲備用。雞胸肉切片、酪梨去籽切小丁備用。
2. 雞胸肉以油鍋乾煎取出。
3. 以千張包起所有食材即完成。

營養 Tips：千張

　　千張是一種豆製品，可替代蛋餅皮、餛飩皮等麵粉製成的麵皮，以千張替代麵皮可以增加整餐的蛋白質、減少碳水化合物，在低醣、煥膚飲食中是可以多加使用的好食材。

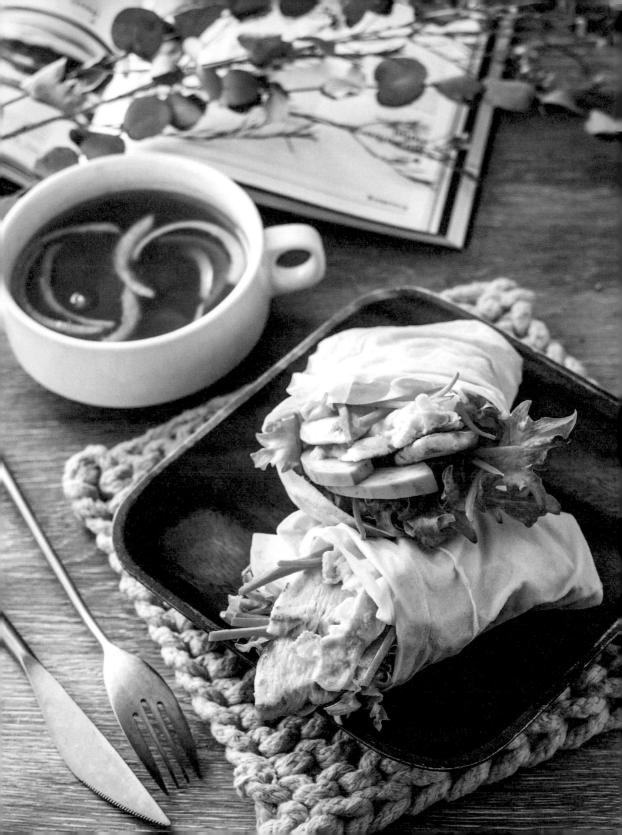

DAY4

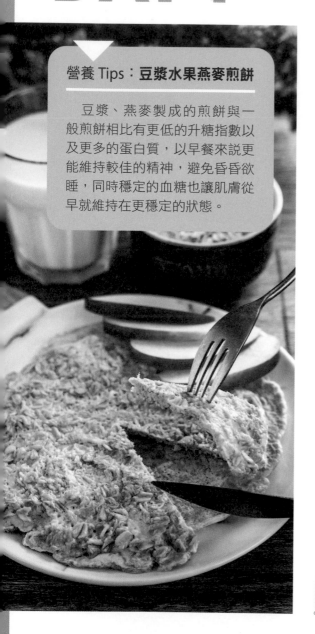

營養 Tips：**豆漿水果燕麥煎餅**

　　豆漿、燕麥製成的煎餅與一般煎餅相比有更低的升糖指數以及更多的蛋白質，以早餐來說更能維持較佳的精神，避免昏昏欲睡，同時穩定的血糖也讓肌膚從早就維持在更穩定的狀態。

早餐 **豆漿水果燕麥煎餅**

食材

燕麥 3 湯匙　　　　　**雞蛋** 1 顆

豆漿(無糖) 3/4 杯　　**蘋果** 65 克

作法

1. 蘋果切片。
2. 雞蛋打成蛋液，加入燕麥、豆漿攪拌均勻。
3. 熱平底鍋，將**作法 2** 食材倒入鍋中煎煮至凝固取出。
4. 將蘋果擺放於煎餅旁即完成。

早餐 **酪梨核桃沙拉佐檸檬橄欖油**

食材

酪梨 60 克　　　　**小番茄** 50 克

核桃 2 粒　　　　　**檸檬汁** 1 茶匙

洋蔥 50 克　　　　**橄欖油** 1 茶匙

作法

1. 洋蔥切絲，檸檬切 1/4 片，小番茄對切，酪梨切片。
2. 烤箱 180℃預熱，核桃、洋蔥、小番茄放入烤箱烤至微乾。
3. 將所有食材放入容器中，淋上橄欖油與檸檬汁即完成。

午餐 薑黃美白菇花椰米飯糰

食材

美白菇 50 克　　**黑芝麻**少許

花椰菜米 120 克　**橄欖油** 1 茶匙

小黃瓜 50 克　　**薑黃**粉 1 茶匙

作法

1. 小黃瓜、美白菇切小塊，與花椰菜米放入熱油鍋中，並加入薑黃粉炒勻。

2. 將**作法 1** 食材鋪於保鮮膜上包成飯糰，撒上黑芝麻即完成。

晚餐 苦茶油枸杞拌蒟蒻麵

食材

蒟蒻麵 100 克　**青蔥** 10 克

高麗菜 30 克　　**枸杞** 10 克

胡蘿蔔 30 克　　**苦茶油** 1 茶匙

作法

1. 高麗菜、胡蘿蔔切絲。熱油鍋，以苦茶油快炒高麗菜與胡蘿蔔。

2. 熱水煮蒟蒻麵，撈起熱平底鍋，將蒟蒻麵與**作法 1** 食材和青蔥炒香。

3. 關火撒上枸杞即完成。

午餐 鮭魚牛奶濃湯

食材

鮭魚 60 克　　　**全脂鮮乳** 1 杯

毛豆仁 80 克　　**奶油** 5 克

花椰菜 30 克　　**黑胡椒粉** 1 克

洋蔥 30 克　　　**胡蘿蔔** 30 克

作法

1. 花椰菜、洋蔥、鮭魚切丁。熱鍋，用少量奶油將胡蘿蔔與洋蔥炒軟，鮭魚煎熟。

2. 將**作法 1** 食材與花椰菜放入深鍋中加鮮奶與水煮至水滾，關火撒上黑胡椒即完成。

晚餐 高纖水果優格

食材

蘋果 65 克　　　**杏仁果** 7 粒

橘子 150 克　　**優格** 3/4 杯

腰果 5 粒

作法

1. 蘋果、橘子切小塊，腰果、杏仁果稍微壓碎。

2. 優格置於容器中，放上水果與堅果即完成。

DAY5

堅果起司薯泥塔

食材

馬鈴薯 90 克　　　**開心果** 7 粒

大番茄 80 克　　　**生核桃** 1 粒

櫛瓜 80 克　　　**義大利香料** 1 克

起司片 1 片

作法

1. 堅果壓碎，櫛瓜洗淨切片、番茄切塊後放入烤箱稍微烤熟。

2. 馬鈴薯蒸熟後壓成泥，擺上烤好的櫛瓜跟番茄。

3. 將**作法2**食材置於盤中，擺上起司，撒上堅果及香料即可（可以微波或入烤箱將起司融化）。

午餐 ## 鮮橘優格

食材

橘子 150 克　　　**優格** 3/4 杯

作法

1. 橘子切小塊。

2. 優格置於容器中，放上椪柑即完成。

午餐 ## 什錦豆腐麵

食材

豆腐麵 140 克　　　**小白菜** 100 克

乾香菇 20 克　　　**嫩薑** 10 克

胡蘿蔔 80 克

作法

1. 香菇泡水。

2. 香菇、胡蘿蔔、嫩薑切絲，小白菜切段。

3. 豆腐麵放入滾水中煮熟，加入**作法2**各項食材。

4. 煮至水滾、熟透即完成。

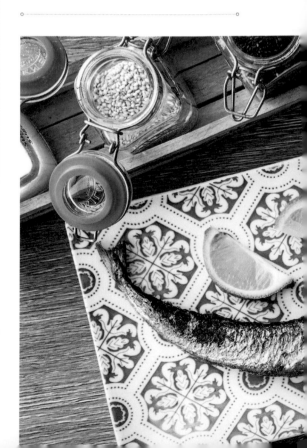

檸香薄鹽秋刀魚

食材

秋刀魚 105 克   **檸檬**少許

橄欖油 2 茶匙

作法

1. 少量橄欖油熱鍋，放入秋刀魚以小火乾煎，煎至兩面略顯金黃、熟透後即起鍋。

2. 擠適量檸檬汁與鹽巴調味即完成。

營養 Tips：秋刀魚

秋刀魚、鮭魚、鯖魚、鮪魚等是油脂含量較豐富的魚類，攝取好的油脂才能平衡肌膚的油脂、減少發炎反應，煎秋刀魚是居家烹調方便好上手的一道料理，想多攝取好油脂，就從秋刀魚開始吧！

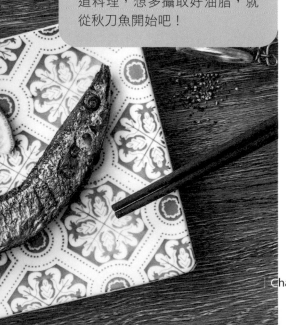

晚餐 **彩蔬咖哩蒟蒻米飯**

食材

紅甜椒 50 克   **咖哩塊** 10 克

黃甜椒 50 克   **橄欖油** 2 茶匙

花椰菜 50 克   **蒟蒻米** 120 克

金針菇 50 克

作法

1. 甜椒切條，花椰菜切塊備用，金針菇去尾撥開備用。

2. 蒟蒻米以熱水燙過（可加醋去除味道），裝至碗中。

3. 煮水，放入甜椒、花椰菜、金針菇，加入咖哩塊待融化均勻後即完成。

（可將蒟蒻飯加入咖哩中或搭配食用）

晚餐 **舞菇蒸蛋**

食材

舞菇 100 克   **昆布醬油** 1 茶匙

雞蛋 1 顆

作法

1. 舞菇對半剝開。

2. 蛋打散成蛋液，加入適量水以及昆布醬油調味。

3. 將舞菇放入蛋液中，放進電鍋蒸煮，凝固後即完成。

DAY6

食材

罐頭鮪魚 15 克　　**雞蛋** 1 顆

千張 2 張　　　　**橄欖油** 2 茶匙

玉米粒 20 克　　　**黑胡椒粉**少許

作法

1. 雞蛋打成蛋液。

2. 起油鍋,將雞蛋倒入,趁蛋液尚未完全凝固時蓋上千張皮。

3. 待凝固後,翻面,將鮪魚、玉米粒放入蛋餅上。

4. 撒上黑胡椒粉,捲起蛋餅即完成。

午餐 ▶ **養生綠拿鐵**

食材

花椰菜 50 克　　　**奇異果** 105 克

蘋果 65 克　　　　**腰果** 5 粒

橘子 75 克

作法

1. 所有食材切小塊、腰果磨碎備用。

2. 將**作法 1** 食材放入調理機,加入適量開水攪打,混合均勻即完成。

食材

杏鮑菇 50 克　　　**青蔥** 10 克

栗子 20 克　　　　**胚芽米** 1/8 杯

雞胸肉 60 克　　　**醬油** 1 茶匙

作法

1. 胚芽米洗淨後泡水 40 分鐘(或放置冷藏泡整夜)。

2. 雞胸肉切丁、杏鮑菇切塊狀、栗子剝殼、青蔥切蔥花備用。

3. 以油鍋將雞胸肉煎香,放入杏鮑菇,以適量鹽巴調味。

4. 胚芽米:水 = 1:1.2 比例放入電鍋,鋪上雞肉、杏鮑菇、栗子,加入醬油後放入電鍋蒸煮。

5. 電鍋跳起後燜 15 分鐘,打開撒上蔥花即完成。

營養 Tips:栗子

栗子屬於全穀雜糧類,平常如果有吃到糖炒栗子時,下一餐的飯量就需要減少。但也可以像這道料理一樣,直接加入飯中,增加料理香氣,搭配草菇、雞胸肉,該有的重要營養素在一碗中通通吃足了。

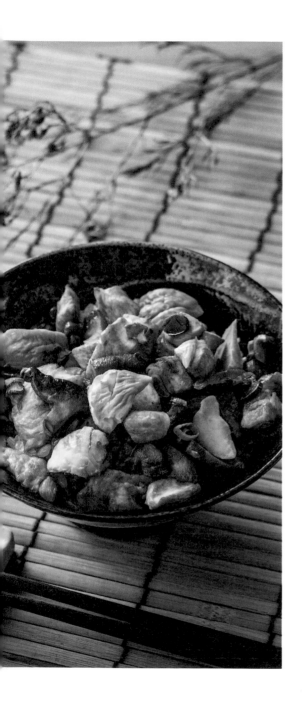

晚餐 **南瓜溫沙拉佐亞麻仁油**

食材

南瓜 70 克　　**羅勒葉**少許

高麗菜 70 克　　**洋蔥** 40 克

玉米筍 70 克

作法

1. 南瓜切小塊，洋蔥、高麗菜切絲。

2. 將南瓜、玉米筍放入滾水或電鍋中蒸煮。

3. 待**作法 2** 食材熟透後，加入高麗菜、羅勒葉並淋上亞麻仁油即完成。

晚餐 **馬鈴薯濃湯**

食材

馬鈴薯 70 克　　**全脂鮮乳** 3/4 杯

洋蔥 30 克　　**奶油** 10 克

作法

1. 馬鈴薯切小塊、洋蔥切丁。

2. 熱平底鍋，以奶油炒香洋蔥。

3. 取深鍋煮水，加入馬鈴薯煮軟。

4. 加入洋蔥、鮮乳，小火燉煮 5 分鐘即完成。

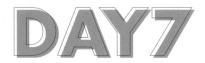

早餐 肉桂蘋果燕麥粥

食材

燕麥片 3 湯匙　　**杏仁果** 7 粒

蘋果 65 克　　　**肉桂粉** 少許

核桃 2 粒　　　　**奇亞籽** 1 茶匙

作法

1. 蘋果切丁，核桃、杏仁果壓碎。
2. 將燕麥、蘋果、奇亞籽放入鍋中，加水蓋過，開火煮滾後蓋起燜煮。
3. 待燕麥、蘋果軟化後，撒上肉桂粉攪拌均勻，並於上方撒上撒上核桃、杏仁果即完成。

午餐 薑黃鯖魚海帶湯

食材

鯖魚 40 克　　　**嫩薑** 10 克

乾海帶 5 克　　　**薑黃粉** 1 茶匙

作法

1. 鯖魚切小片，加入水中煮滾。
2. 放入海帶芽、嫩薑與薑黃粉，燉煮 3 分鐘即完成。

午餐 酪梨青醬鮮菇櫛瓜義大利麵

食材

酪梨 80 克　　　**櫛瓜** 120 克

九層塔 20 克　　**大蒜** 10 克

腰果 5 粒　　　　**蘑菇** 80 克

黑胡椒粉 少許　　**橄欖油** 2 茶匙

作法

1. 櫛瓜以廚具削成麵條狀。
2. 起鍋沸水，放入櫛瓜麵煮約 5~10 分鐘，起鍋泡冷水。
3. 將酪梨、九層塔、腰果放入調理機中加水打成青醬。
4. 以平底鍋將大蒜、蘑菇炒出香味，加入**作法 3** 青醬。
5. 稍微加熱後拌入櫛瓜麵、灑上黑胡椒即完成。

晚餐 輕食莓果優格

食材

蔓越莓乾 5 克　　**橘子** 75 克

葡萄乾 5 克　　　**優格** 3/4 杯

作法

1. 橘子切小塊。將蔓越莓乾、葡萄乾、椪柑擺在優格上即可。

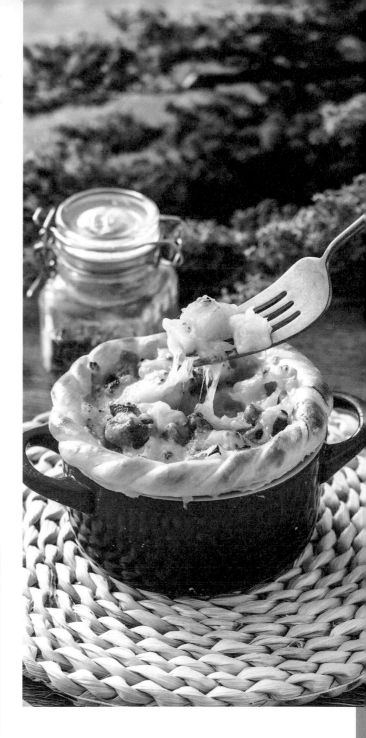

晚餐 馬鈴薯鹹派

食材

馬鈴薯 90 克　　**雞胸肉** 50 克

雞蛋 1 顆　　　　**橄欖油** 2 茶匙

全麥麵粉　　　　**奶油** 5 克
150 克
　　　　　　　　　起司絲 20 克

作法

1. 將麵粉、雞蛋、奶油混合均勻製成麵團，以保鮮膜包覆放入冰箱靜置 1 小時。

2. 馬鈴薯切小塊微波煮熟。

3. 雞肉切小塊，放入鍋中快炒取出。

4. 將**作法 1** 麵團放置於模型中製成塔皮，將**作法 2、3** 食材放入塔皮中，撒上起司。

5. 放入烤箱，撒上起司，以 180 度烘烤 30 分鐘即完成。

營養 Tips：馬鈴薯

　　馬鈴薯跟一般米飯、全穀雜糧相比，同樣體積下有更低的熱量以及更多的鉀離子，以微波、烘烤的方式料理，可以保留最多的鉀離子，讓身體維持較好的水分平衡，減少水腫，維持良好膚況。

第二階段加強期飲食計畫 ● 乾性肌膚

	Day1	Day2	Day3
早餐	● 養生豆皮蔬菜捲 ● 燕麥莓果優格 P. 136	● 優格莓果蛋沙拉 ● 堅果牛奶 P. 140	● 酪梨鮮蝦蛋餅 ● 彩椒蔬果汁 P. 143
午餐	● 蝦仁甜椒花椰米拌飯 ● 南瓜菇菇濃湯 P. 137	● 蒜炒鮪魚時蔬櫛瓜麵 ● 麻油薑絲鯛魚湯 P. 140~141	● 南瓜蔬菜粥 ● 香煎味噌鮭魚 P. 144
晚餐	● 茄汁鮭魚櫛瓜麵 ● 皮蛋嫩豆腐 P. 139	● 南瓜蔬菜蒟蒻米拌飯 ● 藍莓檸檬氣泡飲 P. 141	● 和風櫛瓜涼麵 ● 藜麥莓果優格 P. 144

營養 Tips：千張 P.124、生豆包 P.136、豆腐漢堡排 P.146、豆腐麵 P.147、花椰菜米 P.100、秋刀魚 P.129、美生菜包雞絲炒蛋 P.150、胡麻醬 P.149、栗子 P.130、烤麩 P.112、馬鈴薯 P.133、堅果 P.121、彩椒 P.153、番茄 P.107、滑蛋牛肉地瓜糙米粥 P.103、

Day4	Day5	Day6	Day7
• 千張鮮蔬起司捲餅 • 優格酪梨莓果溫沙拉 P. 145	• 穀物莓果優格罐 • 日式和風蒸蛋 P. 148	• 美生菜包雞絲炒蛋 • 堅果豆漿 P. 151	• 酪梨彩蔬水波蛋溫沙拉 • 黑芝麻豆漿 P. 153~154
• 彩椒蝦仁花椰米蓋飯 • 豆腐漢堡排 P. 146~147	• 南瓜雞肉咖哩飯 • 味噌鮭魚湯 P. 148	• 油醋南瓜溫沙拉 • 蜂蜜莓果優格 P. 151	• 薑黃鴻喜菇蒟蒻米飯糰 • 南瓜蔬菜湯 P. 154~155
• 香菇雞湯豆腐麵 • 高纖燉蔬菜 P. 147	• 野菇鯛魚豆腐麵 • 胡麻小松菜 P. 149	• 蝦仁番茄蛋炒花椰米飯 • 義式香料焗烤白菜 P. 152	• 夏威夷千張比薩 • 莓果優酪乳 P. 155

酪梨 P.99、酪梨鮮蝦蛋餅 P.143、蒟蒻米 P.154、蒟蒻麵 P.111、燕麥 P.97、燕麥煎餅 P.126、櫛瓜麵 P.119、糙米 P.95、鮭魚 P.139、藍莓 P.141、鯖魚 P.115、繽紛佛陀碗 P.108
（以上依筆劃排序）

DAY 1

早餐 養生豆皮蔬菜捲

食材

生豆包 60 克　　**胡蘿蔔** 50 克

高麗菜 50 克　　**黃豆芽** 20 克

作法

1. 高麗菜洗淨撕成片狀、胡蘿蔔削皮後切絲、黃豆芽洗淨，備用。

2. 煮一鍋熱水，依序將胡蘿蔔絲、黃豆芽、高麗菜放入熱水中燙熟撈起。

3. 將生豆包攤開，放上煮熟的甘藍、蘿蔔絲、黃豆芽後撒上適量的鹽巴調味並捲起。

4. 熱油鍋，先將豆包開口處朝下煎至定型，再翻面煎至豆包焦黃即可。

營養 Tips：生豆包

　　生豆包是營養師最推薦的幾種豆製品之一，因為沒有炸過所以蛋白質比例高，可以拿來做為較低糖的餅皮類！

早餐 燕麥莓果優格

食材

燕麥片 1.5 湯匙　　**開心果** 約 10 粒

藍莓 30 克　　　　**生核桃** 約 1 粒

蔓越莓 30 克　　　**優格** 3/4 杯

作法

1. 將一半的開心果、生核桃壓碎，藍莓、蔓越莓洗淨備用。

2. 找一容器，先放入燕麥片，接著倒入優格。

3. 放入藍莓、蔓越莓、未壓碎開心果與生核桃，最後撒上壓碎的開心果與生核桃即可。

午餐 蝦仁甜椒花椰米拌飯

食材

草蝦仁 100 克	**青蔥** 10 克
紅甜椒 40 克	**大蒜** 10 克
黃甜椒 40 克	**花椰菜米** 120 克
洋蔥 30 克	**雞蛋** 1 顆
大番茄 50 克	**橄欖油** 2 茶匙

作法

1. 洋蔥、番茄切丁、甜椒切細條狀。
2. 青蔥切蔥花、大蒜切末備用。
3. 雞蛋打入碗中打散，加入適量的鹽巴與胡椒粉備用。
4. 熱油鍋，放入蒜末爆香，將備好的蔬菜放入鍋中拌炒至半熟
5. 花椰菜米放入鍋中拌炒，接著均勻倒入蛋液和蝦仁，拌炒至熟後即可。

午餐 南瓜菇菇濃湯

食材

南瓜 85 克	**松子仁** 1 茶匙
蘑菇 50 克	**橄欖油** 1 茶匙
全脂鮮乳 150 克	

作法

1. 蘑菇對半切備用。
2. 熱油鍋，將南瓜、蘑菇、原味松子仁、放入鍋中拌炒並加入適量鹽巴。
3. 接著加入約一杯水，關小火將食材燜煮至熟。
4. 燜完後，倒入全脂牛奶，使用果汁機或調理機，均勻攪打。
5. 最後倒入鍋中加熱，並撒上適量黑胡椒即可。

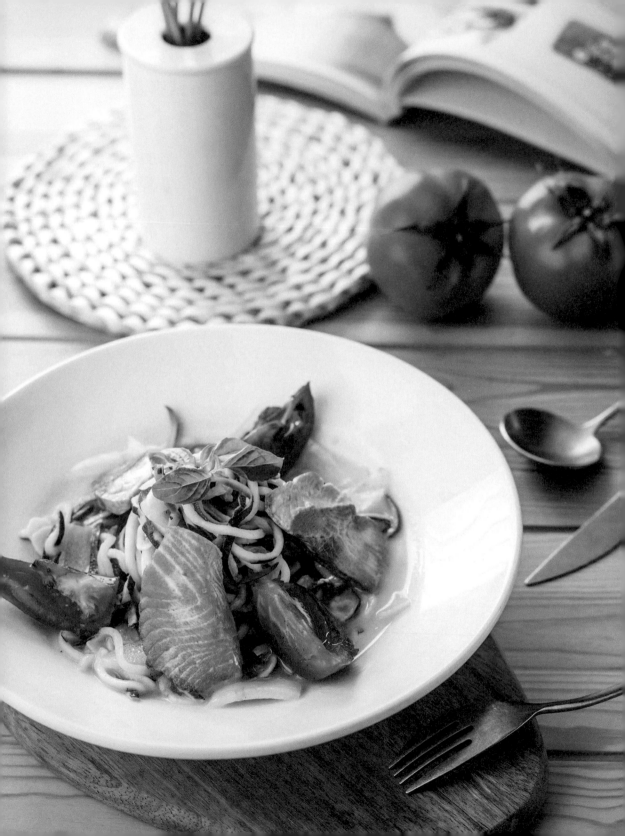

晚餐 ▶ 茄汁鮭魚櫛瓜麵

食材

大番茄 100 克　　**羅勒葉** 少許

洋蔥 50 克　　　**櫛瓜** 150 克

大蒜 10 克　　　**橄欖油** 2 茶匙

鮭魚 40 克

作法

1. 櫛瓜洗淨後，使用廚具削成麵條狀、鮭魚洗淨擦乾後切成塊狀。

2. 番茄、洋蔥切丁、羅勒葉洗淨擦乾後切碎、大蒜切末備用。

3. 鍋中倒入橄欖油與蒜末爆香。

4. 櫛瓜麵放入鍋中加入少許鹽巴，拌炒至熟後取出。

5. 鍋中再加入橄欖油後依序將鮭魚塊、洋蔥丁、番茄丁、羅勒葉放入拌炒 1 分鐘，加入一杯水，煮至滾後，盛裝於櫛瓜麵上即可。

營養 Tips：鮭魚

　　紅肉的鮭魚維生素 A 含量較高，也擁有不飽和脂肪酸、優質蛋白質，可以幫助皮膚與上皮細胞正常生長，對於煥膚來說是不可或缺的營養，搭配上大番茄、櫛瓜的植化素，就成為一道絕佳的低糖煥膚料理。

晚餐 ▶ 皮蛋嫩豆腐

食材

皮蛋 1 顆　　　**嫩豆腐** 半盒

作法

1. 依照嫩豆腐的現狀切小塊。

2. 皮蛋切半，放上嫩豆腐，淋上些許醬油膏即可。

DAY 2

早餐 ▸ 優格莓果蛋沙拉

食材

桑葚 30 克	**小黃瓜** 40 克
蔓越莓 30 克	**胡蘿蔔** 40 克
雞蛋 1 顆	**優格** 3/4 杯

作法

1. 小黃瓜、胡蘿蔔切絲。
2. 雞蛋放入電鍋中蒸熟，蒸熟後去殼搗碎。
3. 煮一鍋熱水，將小黃瓜、胡蘿蔔絲燙熟後撈起。
4. 拿一容器，依序放上優格、碎蛋、桑椹、蔓越莓、小黃瓜、胡蘿蔔即可。

早餐 ▸ 堅果牛奶

食材

原味腰果約 10 粒	**全脂鮮乳** 1 杯
生核桃約 3 粒	

作法

1. 將堅果放入果汁機，並倒入全脂鮮奶，攪拌約 1~2 分鐘即可。

午餐 ▸ 蒜炒鮪魚時蔬櫛瓜麵

食材

鮪魚 120 克	**杏鮑菇** 50 克
紅甜椒 50 克	**大蒜** 20 克
黃甜椒 50 克	**玉米筍** 50 克
櫛瓜 120 克	**橄欖油** 2 茶匙

作法

1. 甜椒洗淨後切細條狀、杏鮑菇切片狀、玉米筍斜切、大蒜切片備用。
2. 櫛瓜以廚具削成麵條狀。
3. 煮一鍋水，沸騰後放入櫛瓜麵，約 3~5 分鐘撈起備用。
4. 鍋中加入橄欖油，冷油時下蒜片，煎至微金黃後，依序將杏鮑菇、玉米筍、甜椒放入並加適量鹽巴拌炒。
5. 將櫛瓜麵放入煎鍋中拌炒並再加鹽巴做調味，最後放上鮪魚片即可。

午餐 麻油薑絲鯛魚湯

食材

台灣鯛魚片 100 克　　**黑芝麻油** 1 茶匙
老薑 10 克

作法

1. 老薑洗淨後切絲，鯛魚片洗淨切小塊備用。

2. 鍋中倒入黑芝麻油和薑絲，小火烹調，待香味飄出。

3. 加適量的水入鍋中，大火煮滾，接著放入魚片，等魚片變白後，加適量鹽巴即可起鍋。

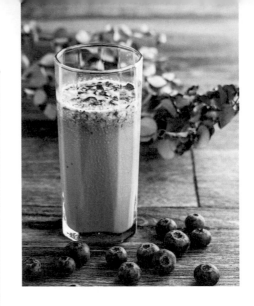

晚餐 藍莓檸檬氣泡飲

食材

藍莓 120 克　　　　**檸檬汁** 2 茶匙

作法

1. 將一半的藍莓放入杯中壓成泥，接著擠入檸檬汁並倒入水或氣泡水。

2. 最後將另一半藍莓放入即可。

晚餐 南瓜蔬菜蒟蒻米拌飯

食材

南瓜 85 克　　　　**鴻喜菇** 80 克
蒟蒻米 100 克　　　**嫩豆腐** 半盒
秋葵 80 克　　　　**醬油** 1 茶匙

作法

1. 嫩豆腐、南瓜去籽切厚片狀，秋葵切片、鴻禧菇除根部洗淨撥開。放入電鍋中蒸煮。

2. 蒟蒻米放入沸水中隔水加熱，約10 分鐘即可。

3. 將蒸好的食材與蒟蒻米拌勻，並淋上醬油與適量鹽巴調味即可。

> **營養 Tips：藍莓**
>
> 　　藍莓除了含有水果類較多的維生素 C 之外，也有維生素 E、花青素、類黃酮等營養素，是大家熟知抗氧化效果佳的水果。在選用水果時可以多加入藍莓等莓果類，若天氣熱，做成果汁搭配餐點也十分適合。

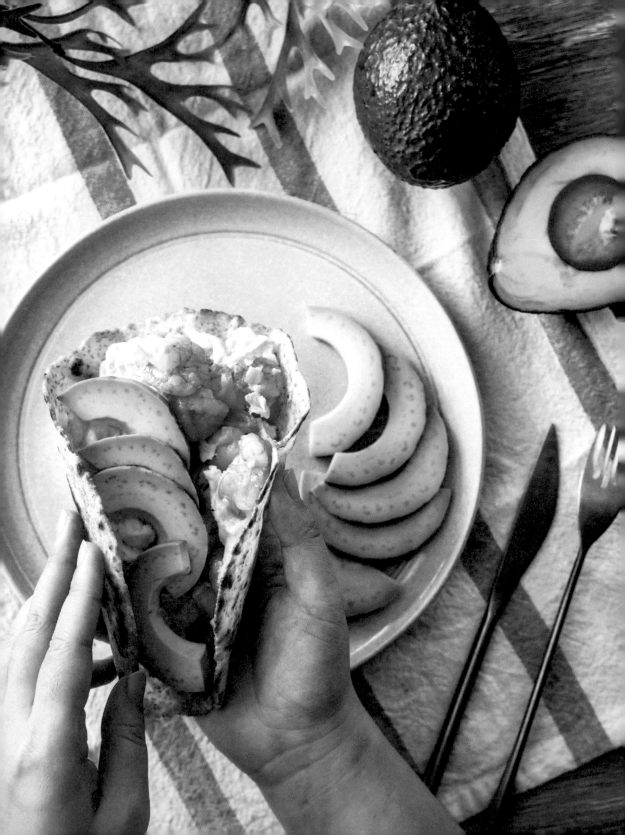

DAY3

早餐 ## 酪梨鮮蝦蛋餅

食材

酪梨 80 克　　　**全麥蛋餅皮** 1 張
草蝦仁 80 克　　**橄欖油** 2 茶匙
雞蛋 1 顆

作法

1. 酪梨中間切半,將籽與皮去除後,切片備用。
2. 熱油鍋,放入草蝦仁煎熟盛起備用。
3. 再重新加入橄欖油熱鍋,將蛋液倒入持續翻炒製成炒蛋後取出。
4. 蛋餅皮放入鍋中加熱,熟透後取出,依序放入炒蛋、草蝦仁、酪梨,將餅皮捲起即可。

營養 Tips:**酪梨鮮蝦蛋餅**

　　酪梨油脂含量豐富,雖然是好的油脂,但熱量較高,搭配低脂的鮮蝦做成蛋餅,不僅可以補足蛋白質、油脂,也能有效地控制好熱量。

早餐 ## 彩椒蔬果汁

食材

紅甜椒 50 克　　**蘋果** 半顆
黃甜椒 50 克　　**西洋芹菜** 50 克

作法

1. 甜椒去籽切小片、西芹菜切小段、蘋果削皮去籽切片備用。
2. 煮一鍋熱水,將甜椒、芹菜放入燙熟撈起。
3. 將所有食材放入果汁機並加入適量開水,攪打至無顆粒即可。

午餐 南瓜蔬菜粥

食材

南瓜 85 克 　　**香菇** 40 克

高麗菜 40 克 　**胡蘿蔔** 40 克

毛豆仁 40 克 　**糙米** 1/8 米杯

作法

1. 南瓜切小塊、高麗菜洗淨撕小片、香菇切片、胡蘿蔔切片備用。

2. 糙米洗淨後泡水 40 分鐘，並以糙米：水＝1：6 比例放入電鍋。

3. 上方鋪上南瓜、高麗菜、毛豆仁、香菇、胡蘿蔔蒸煮即可。

午餐 香煎味噌鮭魚

食材

鮭魚 150 克 　　**橄欖油** 2 茶匙

味噌 10 克

作法

1. 鮭魚洗淨後擦乾備用。

2. 拿一碗冷水，將味增拌勻於其中至無顆粒後，淋上鮭魚，放入冰箱醃 20~30 分鐘。

3. 熱油鍋，放入鮭魚，用中小火煎至兩面焦黃即可。

晚餐 和風櫛瓜涼麵

食材

櫛瓜 150 克 　　**泰式香茅** 適量

小黃瓜 50 克 　**雞胸肉** 60 克

小番茄 30 克 　**和風沙拉醬** 2 茶匙

作法

1. 櫛瓜用廚具削成麵條狀，小黃瓜切絲、小番茄對半切，香茅去頭去尾老皮剝除後橫切備用。

2. 滾水放入雞胸肉與香茅，小火燜煮 10 分鐘確認熟透，放涼撕成雞絲。

3. 重新煮一鍋水，將櫛瓜麵煮 3~5 分鐘，小黃瓜絲燙約 5~10 秒撈起。

4. 拿一容器鋪上櫛瓜麵，依序放上黃瓜絲、雞絲、小番茄後淋上和風醬。

晚餐 藜麥莓果優格

食材

藜麥 5 克 　　**原味腰果** 約 5 粒

藍莓 30 克 　**開心果** 約 15 粒

蔓越莓 30 克 　**優格** 3/4 杯

作法

1. 腰果、開心果切小塊、藍莓與蔓越莓輕壓成泥狀。藜麥加水以中小火煮熟。

2. 拿一容器，依序放入優酪乳、藍莓蔓越莓泥、藜麥、堅果即可。

DAY 4

早餐　千張鮮蔬起司捲餅

食材

千張 2 張　　　**苜蓿芽** 50 克

高麗菜 50 克　　**起司片** 1 片

胡蘿蔔 50 克

作法

1. 高麗菜洗淨撕小片、胡蘿蔔削皮切絲。
2. 胡蘿蔔絲燙熟後取出。
3. 先將千張皮雙面煎至微焦後，鋪上一層保鮮膜，放上千張，並依序鋪上高麗菜、起司片、胡蘿蔔絲、苜蓿芽後，捲起即可。

早餐　優格酪梨莓果溫沙拉

食材

酪梨 80 克　　　**原味腰果** 5 粒

藍莓 30 克　　　**紅藜** 10 克

蔓越莓 30 克　　**優格** 3/4 杯

作法

1. 酪梨中間切半，將籽與皮去除後，切片備用。
2. 藜麥洗淨後，放入鍋中並加適量水，中小火烹煮至熟。
3. 拿一容器，先鋪上優格後，依序放上藍莓、蔓越莓、紅藜、酪梨、腰果即可。

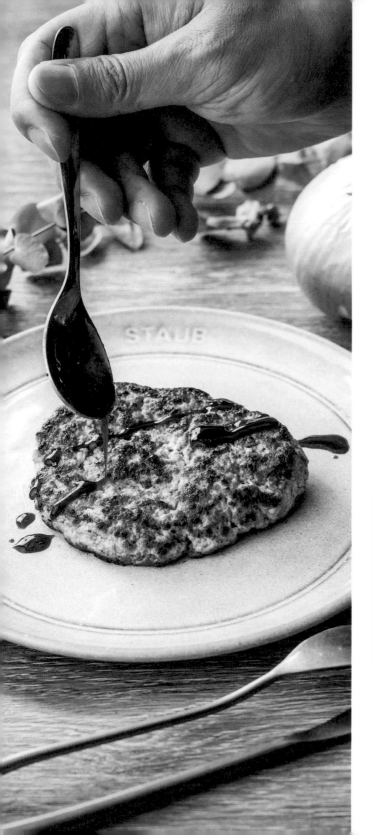

午餐 豆腐漢堡排

食材

傳統豆腐 80 克　　　**洋蔥** 40 克

豬後腿肉 80 克　　　**醬油** 10 克

作法

1. 洋蔥切丁備用。
2. 將傳統豆腐、豬後腿肉、洋蔥放入調理機攪打成泥狀，取出塑形成漢堡排狀。
3. 熱油鍋，放入漢堡排，中火煎至兩面微焦黃定型。
4. 加入適量的水，蓋上鍋蓋小火燜煮約 3 分鐘，即可盛起。

營養 Tips：豆腐漢堡排

　　漢堡排是大家都喜歡的料理，以豆腐、豬後腿肉替換常用的絞肉，可以維持優質的蛋白質比，並減少飽和脂肪酸攝取，甚至在熱量上也可以減少許多！豬後腿、里肌是油脂較少的部位，平常烹調可以多選用該部位。

午餐 彩椒蝦仁花椰米蓋飯

食材

紅甜椒 50 克　　**雞蛋** 1 顆

黃甜椒 50 克　　**醬油** 1 茶匙

草蝦仁 80 克　　**花椰菜米** 160 克

洋蔥 50 克

作法

1. 甜椒去籽切條狀、洋蔥切丁備用。

2. 熱油鍋，花椰菜米放入拌炒至沒水，加入彩椒拌炒並加鹽巴、胡椒粉調味起鍋備用。

3. 熱油鍋，將洋蔥丁放入爆香，放入蝦仁加入醬油煎熟。

4. 雞蛋放入電鍋中蒸熟，蒸熟後去殼對半切。

5. 取一容器，依序放入彩椒花椰米、蝦仁、雞蛋即可。

營養 Tips：豆腐麵

豆腐麵是以黃豆加上少部分澱粉做成的麵類。主原料黃豆相較於常見的白麵，含有更多的蛋白質、更少的碳水化合物，用豆腐麵替代白麵不僅低熱量也更低醣。

晚餐 香菇雞湯豆腐麵

食材

新鮮香菇 50 克　　**嫩薑** 10 克

雞腿 80 克　　**豆腐麵** 1 小把

小白菜 50 克

作法

1. 香菇切片，嫩薑切片、小白菜洗淨切小段，長約 5 公分備用。

2. 熱鍋，煎雞腿至半熟後撈起切小塊，再將香菇、嫩薑放入鍋中拌炒。

3. 鍋中加入適量水，水滾後，放入豆腐麵、雞腿、小白菜煮熟即完成。

晚餐 高纖燉蔬菜

食材

羽衣甘藍 50 克　　**橄欖油** 1 茶匙

玉米筍 50 克　　**黑芝麻** 2 茶匙

紫色花椰菜 50 克

作法

1. 將甘藍洗淨撕小片、玉米筍切片、花椰菜切小朵。

2. 熱油鍋，將所有食材放入翻炒約 2 分鐘。

3. 加入適量的水，蓋鍋蓋燜煮 30 分鐘，加適量鹽、黑胡椒、黑芝麻即可。

DAY5

早餐 穀物莓果優格罐

食材

亞麻仁籽 15 克 **蔓越莓** 30 克
原味松子仁 15 克 **優格** 3/4 杯
藍莓 30 克

作法

1. 一半的藍莓與蔓越莓可稍微壓成泥。
2. 取一容器，依序放入優格、藍莓、蔓越莓、松子仁，最後撒上亞麻仁籽即可。

早餐 日式和風蒸蛋

食材

雞蛋 1 顆 **和風醬油** 1 茶匙
鴻喜菇 50 克

作法

1. 鴻禧菇除尾部，洗淨撥開。
2. 雞蛋打入碗中打散加適量鹽巴與和風醬油。
3. 以雞蛋：水＝1：2 比例放入電鍋中蒸煮約 12 分鐘即可。（電鍋鍋蓋可放筷子留一點空隙）

午餐 南瓜雞肉咖哩飯

食材

南瓜 100 克 **洋蔥** 80 克
雞胸肉 60 克 **咖哩塊** 10 克
胡蘿蔔 80 克 **花椰菜米** 160 克

作法

1. 胡蘿蔔、南瓜去籽切滾刀塊，洋蔥切片狀、雞胸肉切小塊備用。
2. 熱油鍋，花椰菜米拌炒至熟起鍋。
3. 熱油鍋，洋蔥炒香後盛起，胡蘿蔔、南瓜中翻炒約 2 分鐘。
4. 於鍋中放入雞里肌、炒香的洋蔥並加水淹過食材。
5. 待鍋中食材熟後，放入咖哩塊拌勻，淋上花椰菜米即可。

午餐 味噌鮭魚湯

食材

鮭魚 120 克 **柴魚片** 10 克
紫菜 10 克 **味噌** 10 克

作法

1. 鮭魚洗淨切小塊，紫菜放入飲用水中泡軟。
2. 熱油鍋，放入鮭魚塊拌炒，接著柴魚片放入鍋內並加適量熱水。
3. 味噌少量多次攪散於鍋內，最後放入泡好的紫菜，燜煮至滾即可。

晚餐 胡麻小松菜

食材

小松菜 100 克　　　**日式胡麻醬** 10 克

作法

1. 將小松菜洗好瀝乾並切段，約 3 公分。
2. 放入熱水中汆燙 30 秒後撈起冰鎮。
3. 淋上胡麻醬即可。

晚餐 野菇鯛魚豆腐麵

食材

鴻喜菇 80 克　　　**台灣鯛魚片** 120 克

美白菇 80 克　　　**豆腐麵** 1 小把

小白菜 80 克　　　**嫩薑** 適量

作法

1. 鴻禧菇、美白菇去除尾部後洗淨撥開，小白菜洗淨切約 5 公分小段、嫩薑切絲。
2. 熱油鍋，放入嫩薑、菇類放入拌炒，加入適量的水。
3. 待水滾後，放入鯛魚片、豆腐麵煮熟後，加入小白菜，水再次滾後加入適量鹽巴即可。

營養 Tips：胡麻醬

市售胡麻醬可能會添加砂糖，挑選時可以看營養標示，原料盡量選擇純芝麻，或者看營養成分碳水化合物含量較低的產品，這樣才能確保補充到好的油脂的同時，也避免攝取過多精緻糖的問題！

DAY 6

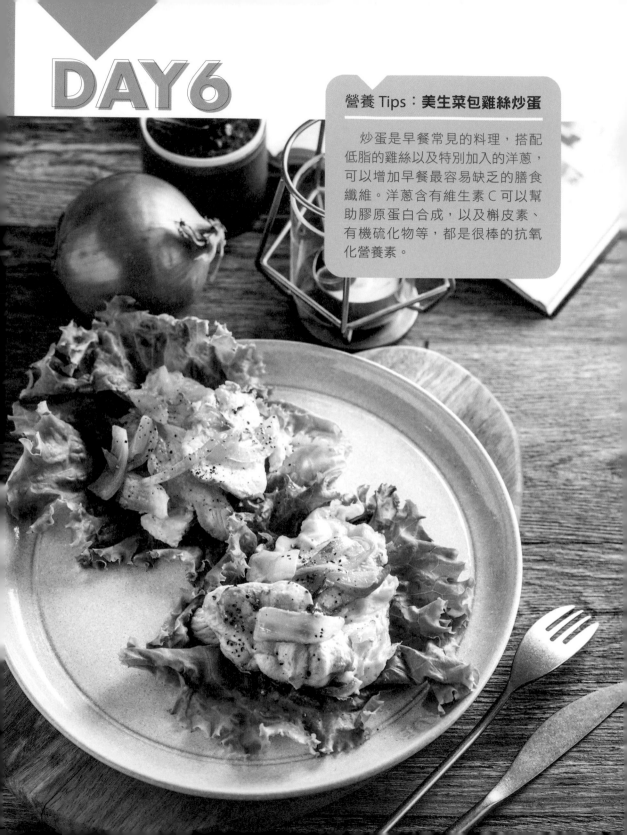

營養 Tips：美生菜包雞絲炒蛋

　　炒蛋是早餐常見的料理，搭配低脂的雞絲以及特別加入的洋蔥，可以增加早餐最容易缺乏的膳食纖維。洋蔥含有維生素 C 可以幫助膠原蛋白合成，以及槲皮素、有機硫化物等，都是很棒的抗氧化營養素。

早餐 美生菜包雞絲炒蛋

食材

美生菜 100 克　　**傳統豆腐** 80 克

雞胸肉 120 克　　**橄欖油** 10 克

洋蔥 50 克　　　**黑胡椒粉** 1 克

雞蛋 1 顆

作法

1. 洋蔥切丁，加入蛋液中。
2. 雞胸肉洗淨後切條狀、豆腐切塊。
3. 熱鍋加入橄欖油，放入蛋液持續攪拌製成炒蛋。
4. 雞肉、豆腐放入鍋中煎熟。
5. 美生菜洗淨後，將**作法 3、4** 食材包入即可。

早餐 堅果豆漿

食材

原味腰果約 5 粒　　**豆漿（無糖）**

生核桃約 3 粒　　　約 3/4 杯

作法

1. 炒鍋開小火，倒入腰果、核桃，持續翻炒至褐色起鍋備用。
2. 將炒好的堅果放入果汁機中攪 1~2 分鐘至碎狀後，倒入豆漿再攪 1 分鐘，充足混合均勻即可。

午餐 油醋南瓜溫沙拉

食材

美生菜 100 克　　**橄欖油** 2 茶匙

南瓜 85 克　　　**紅醋** 1 茶匙

玉米筍 100 克

作法

1. 美生菜洗淨後撕小片，南瓜去籽切片，玉米筍斜切備用。
2. 將南瓜、玉米筍放入預熱 180 度的烤箱，烤約 20 分鐘。
3. 取一容器，依序放上美生菜、南瓜、玉米筍，並將橄欖油與紅醋混合淋上即可。

午餐 蜂蜜莓果優格

食材

藍莓 50 克　　　**優格** 3/4 杯

蔓越莓 50 克　　**蜂蜜** 1 茶匙

草莓 50 克

作法

1. 將一部分藍莓與蔓越莓放入碗中壓成泥、草莓切半備用。
2. 取一容器，依序放入優格、藍莓、蔓越莓、草莓，最後淋上蜂蜜即可。

晚餐 蝦仁番茄蛋炒花椰米飯

食材

大番茄 80 克　　**青蔥** 10 克

玉米筍 80 克　　**嫩豆腐** 半盒

高麗菜 80 克　　**草蝦仁** 100 克

洋蔥 50 克　　　**橄欖油** 2 茶匙

雞蛋 1 顆　　　　**花椰菜米** 160 克

作法

1. 番茄切丁、玉米筍切片、高麗菜切絲、洋蔥切丁、青蔥切蔥花、嫩豆腐切小塊備用。

2. 雞蛋打散於碗中並加入適量鹽巴。

3. 熱油鍋，先放入洋蔥炒香後，依序放入番茄、玉米筍、高麗菜、嫩豆腐、蝦仁拌炒。

4. 花椰菜米放入鍋中，並平均淋上蛋液，翻炒至熟即可。

晚餐 義式香料焗烤白菜

食材

包心白菜 100 克　　**奶油** 2 茶匙

起司絲 50 克　　　**義大利香料** 1 克

白芝麻 2 茶匙

作法

1. 白菜洗淨撕小片備用。

2. 將白菜放入炒鍋，加入適量水加蓋燜 1 分鐘，接著將奶油切小塊加入並加入適量鹽巴，煮成糊狀起鍋。

3. 取一可進烤箱的容器，放入煮熟的白菜、白芝麻、起司，放進預熱200 度烤箱中並烤約 5 分鐘，取出後撒上義大利香料即可

DAY7

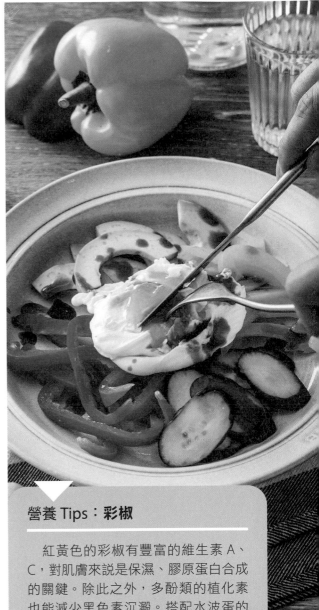

早餐 **酪梨彩蔬水波蛋溫沙拉**

食材

酪梨 80 克 **雞蛋** 1 顆

紅甜椒 50 克 **巴薩米可醋** 適量

黃甜椒 50 克 **橄欖油** 1 茶匙

小黃瓜 50 克

作法

1. 酪梨中間切半,將籽與皮去除後,切片備用。

2. 將紅、黃甜椒洗淨剖開,並把籽與蒂頭去除後,切成條狀,小黃瓜洗淨後,斜切成薄片狀備用。

3. 將雞蛋打入碗中,煮一鍋熱水,煮滾後,加入兩小匙白醋和一點鹽巴並開大火煮至大滾後關火,勺子輕輕攪拌,讓水旋轉後小心放入雞蛋,讓蛋持續轉動,不要沉入鍋底,持續約 2 分鐘後撈起。

4. 將備好的食材依序放入容器中,並將巴薩米可醋與橄欖油混合好後淋上即可。

營養 Tips：彩椒

　　紅黃色的彩椒有豐富的維生素 A、C,對肌膚來説是保濕、膠原蛋白合成的關鍵。除此之外,多酚類的植化素也能減少黑色素沉澱。搭配水波蛋的視覺享受,從早餐開始就擁有好心情、好營養,為煥膚做好最佳規畫。

黑芝麻豆漿

食材

黑芝麻 4 茶匙

原味松子仁 10 克

豆漿 (無糖) 約 3/4 杯

作法

1. 將黑芝麻、松子仁、豆漿倒入果汁機攪均勻即可。

午餐 **薑黃鴻喜菇蒟蒻米飯糰**

食材

鴻喜菇 80 克　　**毛豆仁** 80 克

白飯 100 克　　　**薑黃粉** 5 克

蒟蒻米 20 克　　　**高麗菜** 80 克

作法

1. 高麗菜洗淨撕小片、鴻禧菇去除尾部洗淨撥開備用。

2. 蒟蒻米放入沸水中隔水加熱約 5 分鐘，到入白飯中，加入薑黃粉混合均勻。

3. 煮一鍋熱水，將鴻禧菇、毛豆仁、高麗菜分別放入燙熟。

4. 桌上鋪上保鮮膜，蒟蒻米放上壓平，依序包入高麗菜、鴻禧菇、毛豆仁後捲起，壓緊實即可。

營養 Tips：蒟蒻米

　　蒟蒻米是以蒟蒻製成，本身熱量極低，口感略微 Q 彈，與白飯混合後可減低飯糰的熱量與醣類，輕鬆達到維持飽足感又低卡減醣的目標！

午餐▶ 南瓜蔬菜湯

食材

南瓜 85 克　　**小白菜** 80 克

大番茄 80 克　　**嫩薑** 10 克

作法

1. 南瓜切滾刀塊、番茄切片、嫩薑切絲、小白菜切約 5 公分小段。

2. 熱油鍋，放入嫩薑拌炒後，放入番茄炒至出水，接著加入適量的水，水滾後放入南瓜，蓋上鍋蓋，開小火煮 20 分鐘。

3. 開蓋後放入小白菜，並加入適量鹽巴，再次煮滾後即可起鍋。

晚餐▶ 莓果優酪乳

食材

藍莓 50 克　　**優酪乳** 3/4 杯

蔓越莓 50 克

作法

1. 將藍莓、蔓越莓放入碗中，壓成泥狀備用。

2. 取一容器，倒入莓果泥並加入優酪乳攪拌均勻。

晚餐▶ 夏威夷千張比薩

食材

千張 2 張　　**起司絲** 30 克

花椰菜 80 克　　**鳳梨** 50 克

大蒜 10 克　　**橄欖油** 2 茶匙

九層塔 10 克　　**草蝦仁** 100 克

蘑菇 50 克

作法

1. 烤箱先預熱 180 度。

2. 花椰菜切小朵，大蒜、蘑菇、鳳梨切片備用。

3. 熱油鍋，放入蒜片煎至金黃後，依序放入蘑菇、花椰菜拌炒至熟。

4. 將千張鋪上烤盤，將炒熟的食材平鋪上，接著放上鳳梨、草蝦仁、九層塔，最後撒上起司。

5. 放入預熱的烤箱中，烤約 15 分鐘即可。

第三階段養成習慣期飲食計畫 ● 油性肌膚

	Day1	Day2	Day3
早餐	● 鮮蔬起司三明治 P. 118 ● 無糖豆漿	● 堅果優格水果罐 P. 121	● 優格馬鈴薯蛋沙拉 ● 新鮮果汁 P. 123
午餐	● 鮭魚什錦花椰菜飯 P. 158 ● 味噌豆腐湯 P. 118	● 雞肉燕麥粥 P. 158 ● 薑炒絲瓜金針菇 P. 121	● 堅果鯖魚花椰米飯 P. 159 ● 山藥排骨湯 P. 123
晚餐	● 蒜炒野菇櫛瓜義大利麵 P. 119 ● 水果腰果優格 P. 158	● 鮭魚甜椒豆腐拌飯 ● 蒜頭香菇雞湯 P. 122	● 酪梨雞肉千張捲 ● 羅宋湯 P. 124 ● 水果
運動後點心 （適合睡前）	紅豆豆漿豆花、杏仁鮮奶米布丁、雞肉馬鈴薯濃湯 P. 161　　　　　P. 162　　　　　P. 164		
運動後正餐 （適合假日）	鮪魚起司生吐司、鮭魚白醬義大利麵 P. 165　　　　　P. 166		

Day4	Day5	Day6	Day7
• 燕麥酪梨煎餅 • 雞肉沙拉佐檸檬橄欖油 P. 159	• 堅果起司薯泥塔 • 鮮橘優格 P. 128	• 鮪魚千張蛋餅 P. 130 • 燕麥優酪乳 P. 160	• 肉桂蘋果燕麥粥 P. 132 • 豆漿紅茶 P. 160
• 薑黃美白菇花椰米飯糰 • 鮭魚牛奶濃湯 P. 127	• 時蔬炒豆腐麵 • 檸香薄鹽秋刀魚 P. 128~129	• 鮭魚毛豆炊飯 P. 160 • 養生綠拿鐵 P. 130	• 酪梨青醬鮮菇櫛瓜義大利麵 P. 132 • 香煎鯖魚
• 雞肉鮮菇蒟蒻麵 P. 160 • 高纖水果優格 P. 127	• 彩椒咖哩蒟蒻米飯 • 舞菇蒸蛋 P. 129	• 南瓜溫沙拉佐亞麻仁油 • 馬鈴薯濃湯 P. 131	• 馬鈴薯鹹派 P. 133 • 輕食莓果優格 P. 132

第三階段養成習慣期的飲食計畫是以第二階段食譜為基礎做調整，以下只列出新菜色的料理作法，其餘食譜詳見第二階段飲食計畫 P.116~P.133。

DAY1 午餐 鮭魚什錦花椰菜飯

食材

鮭魚 70 克　　　　**青蔥** 10 克

高麗菜 30 克　　　**雞蛋** 1 顆

黃豆芽 30 克　　　**橄欖油** 2 茶匙

胡蘿蔔 30 克　　　**花椰菜米** 160 克

木耳 30 克　　　　**醬油** 1 茶匙

作法

1. 黃豆芽洗淨泡水，高麗菜、胡蘿蔔、木耳切絲。

2. 熱油，將整片鮭魚煎熟後取出。

3. 蛋打散成蛋液，熱油鍋，將蛋液放入鍋中持續翻動煎炒，蛋液凝固後，加入高麗菜絲、胡蘿蔔絲、木耳絲、黃豆芽拌炒。

4. 加入花椰菜飯拌炒，翻均勻後以醬油調味。

5. 關火撒上青蔥即完成。

DAY1 晚餐 水果腰果優格

食材

橘子 半顆　　　　**原味腰果** 3 顆

奇異果 1 顆　　　**優格** 3/4 杯

作法

1. 橘子、奇異果切塊。

2. 腰果磨碎。

3. 優格裝入容器中，擺上**作法 1** 各水果，撒上腰果粉即完成。

DAY2 午餐 雞肉燕麥粥

食材

雞胸肉 85 克　　　**洋蔥** 50 克

燕麥 6 湯匙　　　　**松子仁** 10 克

作法

1. 燕麥泡水，洋蔥切丁。

2. 雞胸肉煎熟後放在一旁備用。

3. 於鍋內倒水，放入燕麥，以大火煮滾後關小火燜煮。

4. 加入洋蔥、松子仁，蓋鍋蓋煮 5 分鐘，取出，擺上雞胸肉即完成。

DAY3 堅果鯖魚
午餐 炒花椰米飯

食材

杏仁果 6 顆　　　**毛豆仁** 50 克

腰果 6 顆　　　　**花椰菜米** 120 克

鯖魚 35 克　　　**橄欖油** 2 茶匙

白靈菇 50 克　　**大蒜** 5 克

作法

1. 大蒜與白靈菇切丁、堅果磨碎。
2. 起油鍋，鯖魚煎熟呈金黃色備用。
3. 以相同油鍋將大蒜炒香，加入白靈菇、花椰菜米、毛豆仁炒熟呈盤。
4. 放上鯖魚撒上堅果粉即完成。

DAY4 **早餐** 燕麥酪梨煎餅

食材

燕麥 3 湯匙　　　**雞蛋** 1 顆

酪梨 60 克　　　**蘋果** 65 克

作法

1. 蘋果切塊、酪梨切片。
2. 雞蛋打成蛋液，加入燕麥攪拌均勻。
3. 熱平底鍋，將**作法 2** 食材倒入鍋中煎煮至凝固取出。
4. 將蘋果、酪梨擺放於煎餅上即完成。

DAY4 雞肉沙拉
早餐 佐檸檬橄欖油

食材

雞胸肉 70 克　　**小番茄** 50 克

美生菜 50 克　　**檸檬汁** 適量

洋蔥 50 克　　　**橄欖油** 1 茶匙

作法

1. 美生菜洗淨，洋蔥切絲，檸檬切 1/4 片，小番茄對切，雞胸肉切塊。
2. 烤箱 180 度預熱，雞胸肉烤熟後取出，再放入洋蔥、小番茄放入烤至微乾。
3. 將美生菜放入盤中，放上其他所有食材，淋上橄欖油與檸檬汁即完成。

DAY4 晚餐 雞肉鮮菇蒟蒻麵

食材

蒟蒻麵 100 克 　**香菇** 50 克

高麗菜 30 克 　**金針菇** 30 克

胡蘿蔔 30 克 　**鴻喜菇** 30 克

青蔥 10 克 　**橄欖油** 2 茶匙

雞胸肉 60 克

作法

1. 高麗菜、胡蘿蔔切絲，蔥切蔥花。
2. 熱油鍋，以橄欖油快炒高麗菜、胡蘿蔔、菇類，再加入雞胸肉炒熟。
3. 熱水煮蒟蒻麵，撈起放入**作法 2** 鍋中。
4. 鍋中加入少許水，煮乾放入撒上蔥花即完成。

DAY6 早餐 燕麥優酪乳

食材

燕麥 約 2.5 湯匙 　**優酪乳** 約 3/5 杯

作法

1. 燕麥以熱水泡開後去除水分。
2. 優酪乳加入泡開的燕麥即可。

DAY6 午餐 鮭魚毛豆炊飯

食材

鮭魚 60 克 　**胚芽米** 1/8 杯

毛豆仁 60 克 　**醬油** 1 茶匙

青蔥 10 克

作法

1. 胚芽米洗淨後泡水 40 分鐘（或放置冷藏泡整夜）。
2. 青蔥切蔥花備用。
3. 以油鍋將鮭魚煎香，以適量鹽巴調味。
4. 胚芽米：水＝1：1.2 比例放入電鍋，鋪上毛豆仁，加入醬油後放入電鍋蒸煮。
5. 電鍋跳起後燜 15 分鐘，最後撒上蔥花、擺上鮭魚即完成。

DAY7 早餐 豆漿紅茶

食材

無糖豆漿 半杯 　**紅茶茶湯** 半杯

作法

1. 將泡好的紅茶茶湯與豆漿混和倒入杯中即可。

運動後點心
（適合睡前）

紅豆豆漿豆花

食材

豆漿（製成豆花）
300 克

吉利丁適量

豆漿 200 克

紅豆 40 克

作法

1. 將 300 毫升豆漿加熱，加入吉利丁，放至微涼後放入冰箱冷藏製成豆花。

2. 紅豆放入水中煮滾煮熟（或可先以微波爐微波加快中心熟度）。

3. 將豆花從冰箱取出，倒入豆漿、放上紅豆即完成。

營養 Tips：**紅豆豆漿豆花**

　　豆漿與鮮奶都是較好的液體蛋白質來源，消化較快，接近睡覺時間也不用擔心來不及消化。而紅豆相較之下不易脹氣，可用來補充碳水化合物，加快體力修補，睡一覺就讓你恢復活力。

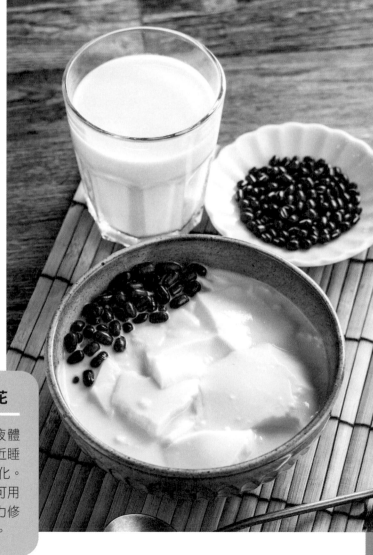

杏仁鮮奶米布丁

食材

胚芽飯 50 克　　　**無糖杏仁粉** 適量

鮮奶 250 克　　　**堅果** 10 克

香草粉 適量

作法

1. 煮好胚芽米飯放涼（胚芽米和水的最佳比例 1：1.2）。

2. 將鮮奶、胚芽飯、香草粉、杏仁粉倒入小鍋中。

3. 以小火緩慢燉煮至微稠即可關火，倒入碗中。

4. 飯碗放入電鍋以 50 毫升水蒸煮。

5. 取出冷卻放入冰箱冷藏。

6. 食用時從冰箱取出，將堅果壓碎撒於上方即可。

營養 Tips：**杏仁鮮奶米布丁**

　　米布丁料理方式較繁瑣，但若有未吃完冰在冰箱的米飯，可一次完成後放入冰箱，運動後即可直接拿出食用。以胚芽米製作再搭配堅果，含有維生素 E 與不飽和脂肪酸的營養，讓我們運動後能享受美味甜點，還能補充到常常不小心忘記的堅果喔！

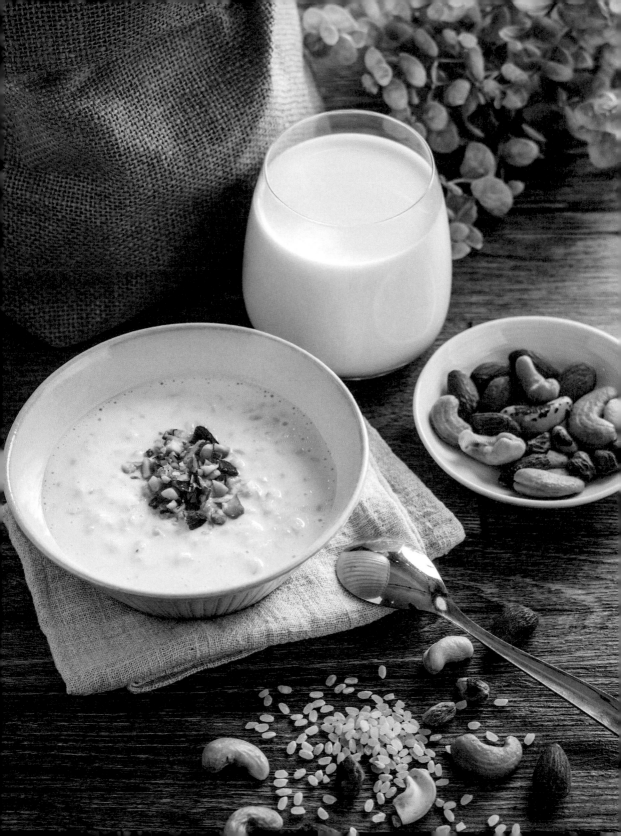

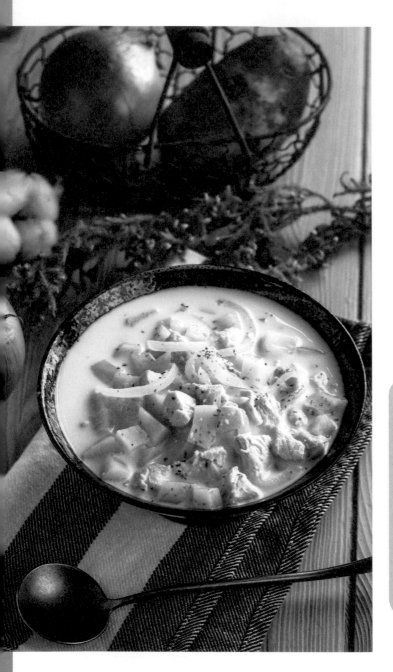

雞肉馬鈴薯濃湯

食材

雞胸肉 90 克　　**鮮奶** 30 克

水 200 克　　　**洋蔥** 10 克

馬鈴薯 55 克

作法

1. 將雞胸肉、洋蔥切丁,馬鈴薯切小塊。
2. 熱油鍋將洋蔥炒軟加入雞胸肉、馬鈴薯炒熟。
3. 倒入水與鮮奶,蓋過食材,開小火緩慢加熱。水滾後即完成。

**營養 Tips:
雞肉馬鈴薯濃湯**

　微溫的鮮奶能舒緩情緒、幫助入睡,在運動後、睡前是最佳的食材。加上雞胸肉的蛋白質、馬鈴薯的碳水化合物,能幫助肌肉恢復,也能讓睡眠品質更加提升。

運動後正餐
（適合假日）

鮪魚起司生吐司

食材

鮪魚 60 克　　**水煮蛋** 1 顆

起司片 1 片　　**小黃瓜** 30 克

生吐司 1 片

作法

1. 小黃瓜、水煮蛋切片。

2. 將生吐司至於底部，鋪上小黃瓜、水煮蛋、鮪魚並蓋上起司片。

3. 放入烤箱，烤製起司稍微融化即完成。

> **營養 Tips：**
> **鮪魚起司生吐司**
>
> 　　鮪魚起司吐司是常見的居家點心，這邊使用生吐司會含有更多的蛋白質，製作步驟簡單，且能提供二十多克的蛋白質，非常適合做為運動後的輕食點心。

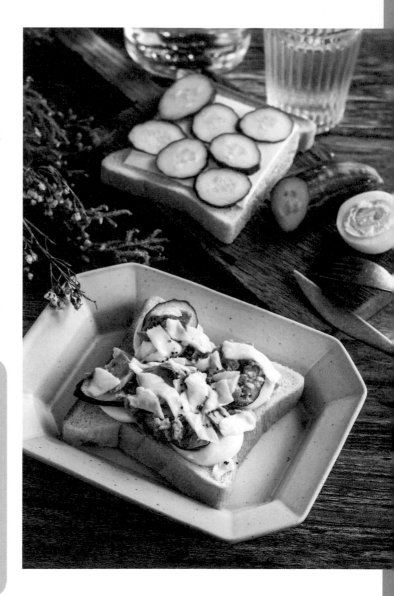

鮭魚白醬義大利麵

食材

鮭魚 60 克   **洋蔥** 30 克

鮮奶 150 克   **雞蛋** 1 顆

義大利麵 (生) 60 克   **蘑菇** 30 克

作法

1. 蘑菇切小塊，洋蔥切丁。

2. 將義大利麵放入熱水煮熟備用。

3. 將雞蛋製成水波蛋（將雞蛋打入碗中，煮一鍋熱水，煮滾後，加入兩小匙白醋和一點鹽巴並開大火煮至大滾後關火，勺子輕輕攪拌，讓水旋轉後小心放入雞蛋，讓蛋持續轉動，不要沉入鍋底，持續約 2 分鐘後撈起）。

4. 熱油鍋，將鮭魚煎至略為金黃後取出。

5. 油鍋放入洋蔥、蘑菇炒香。

6. 倒入鮮奶開小火燉煮，並將麵條放入均勻攪拌，略為收汁即可取出。

7. 將煎好的鮭魚至於上方即完成。

> ### 營養 Tips：**鮭魚白醬義大利麵**
>
> 　　鮭魚含有蛋白質與多元不飽和脂肪酸，不僅可以提供肌肉修補的營養，也能同時幫助整天的油脂平衡，是油性肌膚運動後最適合的食材之一。

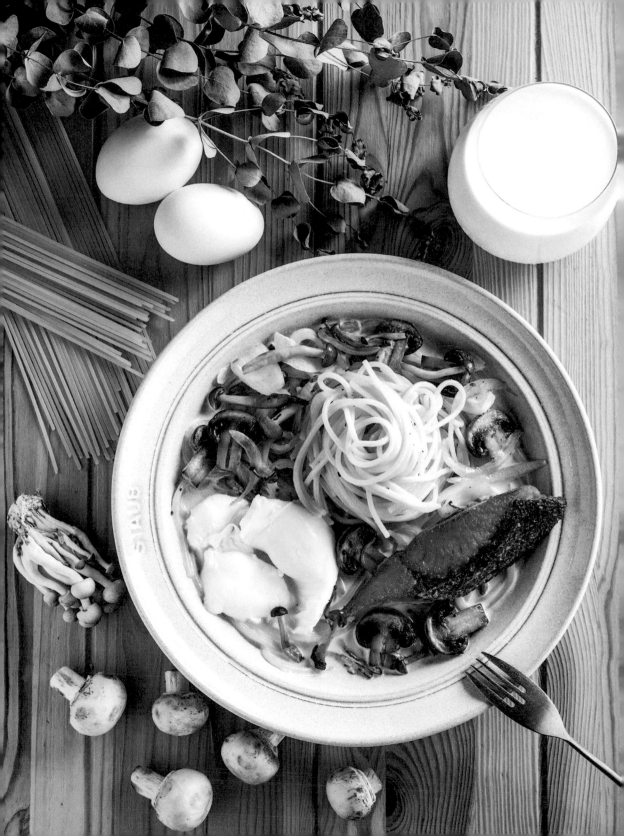

	Day1	Day2	Day3
早餐	● 養生豆皮 　蔬菜捲 ● 燕麥莓果優格 　P. 136	● 優格莓果 　蛋沙拉 ● 堅果牛奶 　P. 140	● 彩椒豆腐煎餅 　P. 172 ● 無糖鮮奶茶
午餐	● 雞肉甜椒豆腐 　花椰米拌飯 ● 麻油薑絲鮮菇湯 　P. 170	● 蒜炒蝦仁時蔬 　義大利麵 　P. 171 ● 鯛魚味噌湯 　P. 172	● 鮭魚蔬菜粥 ● 胡麻鮮蔬沙拉 　P. 173
晚餐	● 檸檬鮭魚櫛瓜麵 　P. 171 ● 皮蛋嫩豆腐 　P. 139	● 南瓜蔬菜蒟蒻 　米拌飯 　P. 141	● 香煎雞胸櫛瓜麵 　P. 173 ● 藜麥莓果優格 　P. 144
運動後點心 （適合睡前）	薰衣草鮮奶茶、奇異果香蕉檸檬優格、曼越莓奶酪		
	P. 177　　　　　　P. 178　　　　　　　　P. 179		
運動後正餐 （適合假日）	甜椒鮮奶烘蛋、番茄鮪魚歐姆蛋		
	P. 180　　　　　　P. 182		

Day4	Day5	Day6	Day7
• 千張鮮蔬起司捲餅 • 優格酪梨莓果溫沙拉 P. 145	• 穀物莓果優格罐 P. 148 • 蝦仁蒸蛋 P. 174	• 美生菜包雞絲炒蛋 • 堅果豆漿 P. 151	• 酪梨蛋烤地瓜 P. 175 • 黑芝麻豆漿 P. 154
• 彩椒蝦仁花椰米蓋飯 P. 147 • 花椰菜胡麻豆腐 P. 174	• 蘆筍鮭魚飯 P. 175 • 南瓜濃湯 P. 174	• 油醋南瓜溫沙拉 • 莓果優格 P. 151	• 蝦仁菇菇蛋炒蒟蒻米 • 青菜豆腐湯 P. 176
• 香菇雞湯豆腐麵 • 高纖燉蔬菜 P. 147	• 野菇鯛魚豆腐麵 P. 149 • 胡麻高麗菜絲 P. 175	• 蝦仁番茄蛋炒花椰米飯 P. 152 • 甜椒炒肉絲 P. 175	• 瑪格麗特千張比薩 P. 176 • 莓果優酪乳 P. 155

第三階段養成習慣期的飲食計畫是以第二階段食譜為基礎做調整，以下只列出新菜色的料理作法，其餘食譜詳見第二階段飲食計畫 P.134~P.155。

DAY1 午餐 雞肉甜椒豆腐 花椰米拌飯

食材

雞胸肉 60 克　　**青蔥** 10 克

紅甜椒 40 克　　**大蒜** 10 克

黃甜椒 40 克　　**花椰菜米** 120 克

傳統豆腐 75 克　　**雞蛋** 1 顆

洋蔥 30 克　　**橄欖油** 2 茶匙

大番茄 50 克

作法

1. 洋蔥、番茄切丁，甜椒切細條狀，雞胸肉切小塊。

2. 青蔥切蔥花、大蒜切末備用。

3. 雞蛋打入碗中打散，加入適量的鹽巴與胡椒粉備用。

4. 熱油鍋，放入蒜末爆香，將備好的蔬菜放入鍋中拌炒至半熟。

5. 花椰菜米放入鍋中拌炒，接著均勻倒入蛋液和雞肉，拌炒至熟後即可。

DAY1 午餐 麻油薑絲鮮菇湯

食材

蘑菇 50 克　　**黑芝麻油** 1 茶匙

老薑 10 克

作法

1. 老薑洗淨後切絲，蘑菇洗淨對半切備用。

2. 鍋中倒入黑芝麻油和薑絲，小火烹調，待香味飄出。

3. 加適量的水入鍋中，大火煮滾，接著放入蘑菇煮軟，加適量鹽巴即可起鍋。

DAY1 晚餐▶ 檸檬鮭魚櫛瓜麵

食材

檸檬汁 1 茶匙	**羅勒葉** 少許
洋蔥 50 克	**櫛瓜** 150 克
大蒜 10 克	**橄欖油** 2 茶匙
鮭魚 40 克	

作法

1. 櫛瓜洗淨後，使用廚具削成麵條狀、鮭魚洗淨擦乾後切成塊狀。
2. 洋蔥切丁，羅勒葉洗淨擦乾後切碎，大蒜切末備用。
3. 櫛瓜麵放入滾水鍋中 3~5 分鐘煮熟。
4. 鍋中倒入橄欖油與蒜末爆香，再加入鮭魚塊、洋蔥丁、羅勒葉拌炒 1 分鐘。
5. 加入一杯水，煮至滾後，盛裝於櫛瓜麵上即可（檸檬汁視個人喜好調味）。

DAY2 蒜炒蝦仁時蔬
午餐▶ 義大利麵

食材

草蝦仁 100 克	**大蒜** 20 克
紅甜椒 50 克	**玉米筍** 50 克
黃甜椒 50 克	**橄欖油** 2 茶匙
杏鮑菇 50 克	**義大利麵** 40 克

作法

1. 甜椒切細條、杏鮑菇切片、玉米筍斜切、大蒜切片備用。
2. 煮一鍋滾水，將義大利麵煮熟後撈起備用。
3. 鍋中加入橄欖油，冷油時下蒜片，煎至微金黃後，依序將杏鮑菇、玉米筍、甜椒、草蝦仁放入並加適量鹽巴拌炒。
4. 待蝦仁熟後將義大利麵放入煎鍋中拌炒，最後加鹽巴調味。

DAY2 午餐 ▶ 鯛魚味噌湯

食材

鯛魚 100 克   **味噌** 5 克
紫菜 10 克

作法

1. 鯛魚洗淨切小塊，紫菜放入飲用水中泡軟。

2. 熱油鍋，放入鯛魚塊拌炒，放入鍋內並加適量熱水。

3. 味噌少量多次攪散於鍋內，最後放入泡好的紫菜，蓋鍋蓋燜煮至滾即可。

DAY3 早餐 ▶ 彩椒豆腐煎餅

食材

紅甜椒 40 克   **全麥麵粉** 30 克
黃甜椒 40 克   **橄欖油** 2 茶匙
傳統豆腐 75 克
雞蛋 1 顆

作法

1. 將全麥麵粉：水＝ 1：1.5 混勻，並加上雞蛋、0.5 小茶匙的橄欖油與適量的鹽巴，攪拌均勻成粉漿狀。

2. 甜椒洗淨後切絲，傳統豆腐壓碎。

3. 燒滾水，放入甜椒燙熟。

4. 將甜椒加入麵糊裡攪拌均勻。

5. 加入橄欖油熱鍋，倒入麵糊煎熟、凝固即完成。

DAY3 午餐 鮭魚蔬菜粥

食材

鮭魚 120 克　　**香菇** 40 克

高麗菜 50 克　　**胡蘿蔔** 40 克

毛豆仁 40 克　　**胚芽米** 1/8 米杯

作法

1. 鮭魚切小塊、高麗菜洗淨撕小片、香菇切片、胡蘿蔔切片備用。

2. 胚芽米洗淨後泡水 40 分鐘，並以胚芽米：水＝1：6 比例放入電鍋。

3. 上方鋪上鮭魚、高麗菜、毛豆仁、香菇、胡蘿蔔蒸煮即可。

DAY3 午餐 胡麻鮮蔬沙拉

食材

美生菜 50 克　　**玉米粒** 20 克

大番茄 50 克　　**日式胡麻醬** 2 茶匙

洋蔥 50 克

作法

1. 美生菜洗淨鋪底，番茄洗淨切小塊，洋蔥洗淨切絲。

2. 所有食材放入碗中淋上胡麻醬即可。

DAY3 晚餐 香煎雞胸櫛瓜麵

食材

櫛瓜 150 克　　**雞胸肉** 100 克

小黃瓜 50 克　　**和風沙拉醬** 2 茶匙

小番茄 30 克　　**橄欖油** 1 茶匙

泰式香茅少許

作法

1. 櫛瓜洗淨後用廚具削成麵條狀，小黃瓜切絲、小番茄對半切備用。

2. 香茅去頭去尾老皮剝除後橫切備用。

3. 雞胸肉切成雞絲，熱油煎熟。

4. 煮一鍋滾水放入香茅，小火燜煮 10 分鐘。

5. 將櫛瓜麵放入香茅水煮 3~5 分鐘，小黃瓜絲燙約 5~10 秒撈起。

6. 拿一容器鋪上櫛瓜麵，依序放上黃瓜絲、雞肉絲、小番茄後淋上和風醬即完完。

DAY4 午餐 ▶ 花椰菜胡麻豆腐

食材

花椰菜 40 克   **日式胡麻醬** 2 茶匙
嫩豆腐 半盒

作法

1. 花椰菜切小朵燙熟，置於嫩豆腐旁。
2. 淋上胡麻醬即完成。

DAY5 早餐 ▶ 蝦仁蒸蛋

食材

雞蛋 1 顆   **和風醬油** 1 茶匙
草蝦仁 60 克

作法

1. 雞蛋打入碗中打散，加適量鹽巴與和風醬油。
2. 將洗淨蝦仁切放入碗中。
3. 以雞蛋：水＝1：2 比例放入電鍋中蒸煮約 12 分鐘即可。（電鍋鍋蓋可放筷子留一點空隙）

DAY5 午餐 ▶ 南瓜濃湯

食材

南瓜 80 克   **低脂鮮乳** 1 杯
花椰菜 30 克   **奶油** 5 克
洋蔥 30 克   **黑胡椒粉** 少許

作法

1. 將南瓜、花椰菜、洋蔥洗淨切小塊備用。
2. 熱油鍋，將南瓜、花椰菜、洋蔥放入鍋中拌炒並加入適量鹽巴。接著加入約一杯水，關小火將食材燜煮至熟。
3. 將低脂牛奶倒入**作法 2** 鍋中，使用果汁機或調理機，均勻攪打。
4. 最後倒入鍋中加熱並撒上黑胡椒即可。

DAY5 午餐 蘆筍鮭魚飯

食材

鮭魚 80 克　　**洋蔥** 40 克

綠蘆筍 80 克　　**胚芽米** 1/4 杯

作法

1. 綠蘆筍洗淨切段、洋蔥洗淨切片狀，胚芽米洗淨後，以胚芽米：水=1：1.2 放入電鍋蒸煮。
2. 熱油鍋，放入鮭魚煎至兩面金黃取出。
3. 放入洋蔥炒香後加入綠蘆筍翻炒約 2 分鐘。
4. 將**作法 2、3** 食材鋪放於飯上即完成。

DAY5 晚餐 胡麻高麗菜絲

食材

高麗菜 120 克　　**日式胡麻醬** 2 茶匙

作法

1. 高麗菜洗淨切絲加鹽巴脫水，將水擠乾後加入冰開水將鹽分沖洗掉。
2. 瀝乾水分後加入胡麻醬拌勻即可。

DAY6 晚餐 甜椒炒肉絲

食材

紅甜椒 50 克　　**橄欖油** 2 茶匙

黃甜椒 50 克　　**豬里肌** 60 克

作法

1. 甜椒洗淨切絲備用，豬里肌逆紋切絲備用。
2. 熱油先放入豬里肌，半熟後放入甜椒炒香即可。

DAY7 早餐 酪梨蛋烤地瓜

食材

酪梨 80 克　　**地瓜** 60 克

雞蛋 1 顆　　**橄欖油** 2 茶匙

作法

1. 酪梨中間切半，去籽與皮，切片備用。地瓜切片。
2. 烤箱預熱 180 度，將酪梨、地瓜上淋上橄欖油放入烤箱，烤約 10~15 分鐘（中途記得翻面、檢查熟度）。
3. 雞蛋以水煮方式煮熟後去殼切片置於料理上即完成。

DAY7 午餐 青菜豆腐湯

食材

傳統豆腐 50 克　　**嫩薑** 10 克

小白菜 50 克　　**橄欖油** 1 茶匙

作法

1. 傳統豆腐切塊、嫩薑切絲、小白菜切小段備用。

2. 熱油鍋，放入嫩薑拌炒後，加入適量的水，水滾後放入傳統豆腐、小白菜，並加入適量鹽巴，再次煮滾後即可起鍋。

DAY7 午餐 蝦仁菇菇蛋炒蒟蒻米

食材

鴻喜菇 80 克　　**草蝦仁** 100 克

蒟蒻米 120 克　　**橄欖油** 2 茶匙

毛豆仁 60 克

作法

1. 鴻喜菇去除尾部洗淨撥開備用。

2. 蒟蒻米即食包放入沸水中隔水加熱，約 10 分鐘後，倒入碗中。

3. 熱油將食材依毛豆、蝦仁、鴻禧菇的順序炒出香味後，加入蒟蒻米拌炒即可。

DAY7 晚餐 瑪格麗特千張比薩

食材

千張 50 克　　**洋菇** 50 克

大番茄 200 克　　**櫛瓜** 50 克

大蒜 10 克　　**起司絲** 30 克

九層塔 10 克　　**橄欖油** 2 茶匙

作法

1. 烤箱先預熱 180 度。

2. 番茄切小丁，大蒜、洋菇、櫛瓜切片備用。

3. 熱油鍋，放入蒜片煎至金黃後，依序放入洋菇、番茄、櫛瓜拌炒至熟。

4. 將千張鋪上烤盤，將**作法 3** 的食材平鋪上，接著鋪上九層塔，最後撒上起司。

5. 放入預熱的烤箱中，烤約 15 分鐘即可。

運動後點心
（適合睡前）

薰衣草鮮奶茶

食材

薰衣草花草茶 1 包
熱水 50~100 毫升
低脂鮮奶 300 毫升

作法

1. 鮮奶加熱。

2. 以少量熱水沖泡薰衣草花草茶包。

3. 將溫鮮奶加入即完成。

營養 Tips：
薰衣草鮮奶茶

　　肌膚狀況與生理時鐘息息相關，運動後來杯放鬆身心的薰衣草奶茶，在揮灑汗水後搭配幫助入眠的花草茶與溫鮮奶，讓你提升睡眠品質，加強肌膚保養效果。

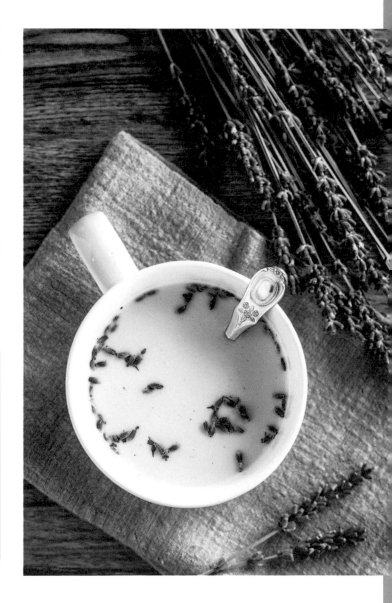

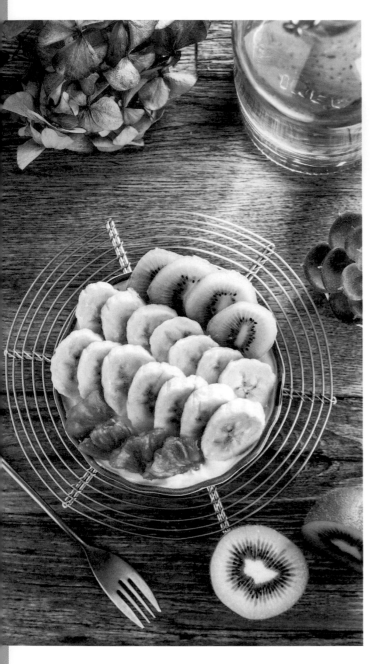

奇異果香蕉檸檬優格

食材

優格 250 克

鳳梨果乾 5 片

奇異果 1 顆

香蕉 半根

檸檬 少許

作法

1. 奇異果、香蕉切片，與鳳梨果乾一起排放到優格上。

2. 將檸檬擠汁淋上即完成。

> **營養 Tips：奇異果香蕉檸檬優格**
>
> 　鳳梨、奇異果、香蕉與鮮奶皆含有色胺酸，可刺激褪黑激素合成，讓我們感到放鬆，更容易入眠，因此拿來做為運動後、睡前的小點心，可說是最適合不過了。

曼越莓奶酪

食材

鮮奶 240 克

吉利丁 適量

蔓越梅 5~10 顆

作法

1. 鮮奶加熱，放入吉利丁後靜置微涼，放入冰箱冷藏一晚。

2. 隔天取出，放上曼越莓果乾即完成。

營養 Tips：曼越莓奶酪

運動後越快補充效果越佳，奶酪類食品可以提前製作置放於冰箱，運動完到家馬上食用，即時補充蛋白質。搭配莓果類的蔓越梅，適量攝取抗氧化營養素，也能加速運動疲勞的恢復。

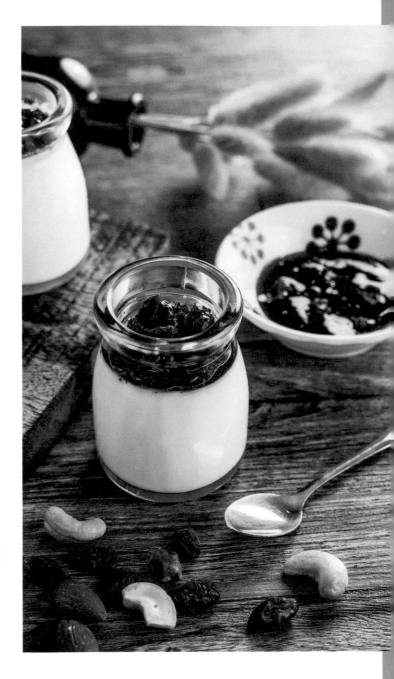

運動後正餐

（適合假日）

甜椒鮮奶烘蛋

食材

甜椒 60 克　　**雞蛋** 1 顆

鮮奶 100 克　　**豬肉** 50 克

作法

1. 彩椒切丁，豬肉切小塊。

2. 蛋打散成蛋液，加入鮮奶、彩椒攪拌均勻。

3. 熱油鍋，將豬肉煎熟後倒入蛋液，以小火煎熟即完成。

營養 Tips：甜椒鮮奶烘蛋

　　運動後需要補充蛋白質，鮮奶、雞蛋、豬肉都為富含蛋白質食物，搭配蔬菜類富含抗氧化營養素的彩椒，可以輕鬆、快速製成一道低糖、營養的料理！非常適合假日運動後快速烹調、食用。

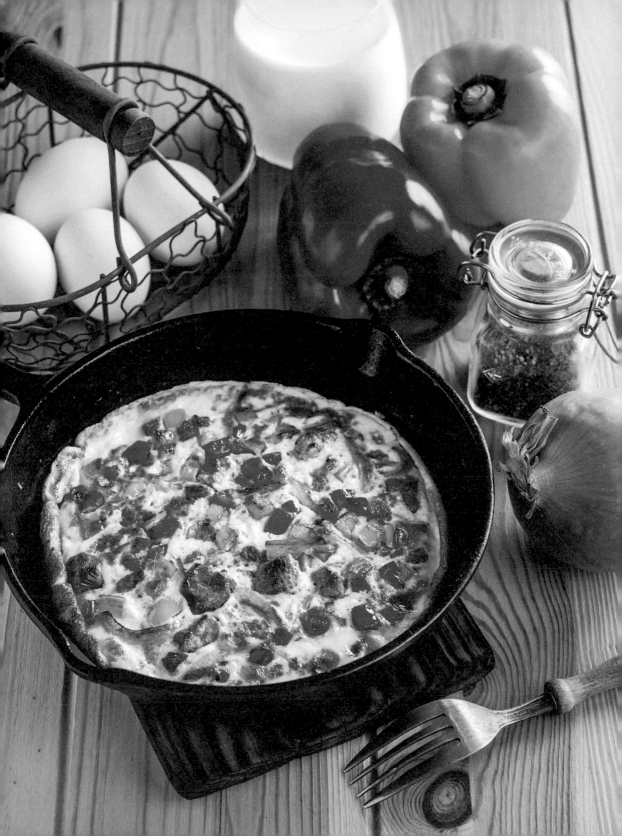

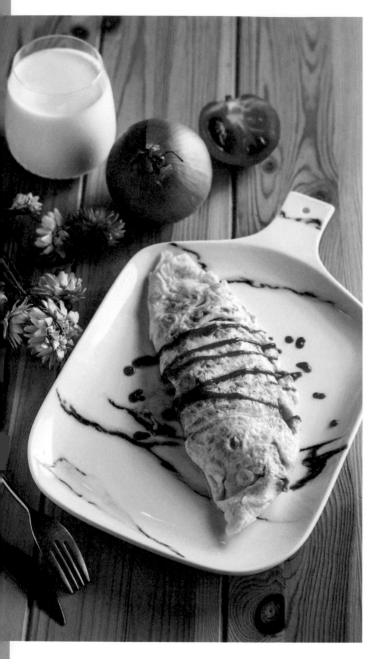

番茄鮪魚歐姆蛋

食材

大番茄 50 克

鮪魚 50 克

洋蔥 20 克

雞蛋 1 顆

作法

1. 番茄、洋蔥切丁炒熱備用。

2. 將蛋打散成蛋液，熱油鍋，將蛋液倒入鍋中煎至半熟。

3. 加入鮪魚、番茄與洋蔥丁，將蛋皮捲起，加熱至蛋液凝固即完成。

營養 Tips：
番茄鮪魚歐姆蛋

洋蔥、番茄提供植化素，鮪魚與雞蛋富含蛋白質，能輕鬆組成一道低油低熱量的健康點心。如果不想開火，也可將食材通通倒入碗中，以電鍋蒸熟製成蒸蛋。

特別收錄

肌膚保健食品
選用指南

加強煥膚功效！
科學數據告訴你，哪些補充品最有效

　　如果想要加速肌膚保養的速度，搭配保健食品強化營養補充也是一種方式。但是市售保健食品百百種，費用又不低，要避免當冤大頭，可要先認識這些成分的功效，並瞭解挑選方式才能買到真正適合自己肌膚問題，又能有效改善的保健品。下方我們整理了九個常見的保健成分，一起來認識一下吧！

1. 膠原蛋白

　　膠原蛋白是皮膚組織的主要結構，隨著年齡增加、日曬、飲食不均衡等環境因素影響會逐漸流失，造成肌膚保水度不足、失去彈性，進而有肌膚塌陷、皺紋出現的問題。但先別擔心！這是可以從飲食補充或保健食品補充來改善的。研究顯示補充膠原蛋白，可以改善肌膚的保水度、彈性、粗糙度和密度，達到減少皺紋、抗老化的美肌效果。

挑選技巧

· 商品標示說明膠原蛋白經水解，具二肽、三肽的膠原蛋白吸收效果較佳

· 每天建議補充的劑量中，膠原蛋白含 2.5g ～ 10g 之間皆有效果

2. 蜂王乳

蜂王乳（蜂王漿）是由工蜂分泌，用來哺餵蜂后和幼蟲的乳白色食物，從這裡可以發現蜂王乳是非常高貴的原料，你補充的正是蜂后每日的營養來源呢！蜂王乳含有許多營養素，包含蛋白質、脂質、糖類，維生素、礦物質等微量營養，以及一些具醫藥功效的成分，已有研究顯示蜂王乳有促進健康、抗老化的效果，在肌膚保養上也有助益！

蜂王乳具抗氧化作用，可以減少體內自由基對細胞的破壞，還含有癸烯酸，有助減少黑色素生成，可以達到美白、抗黑斑的美肌效果。此外，我們的肌膚表層因為有神經醯胺等脂肪保護，可避免水分流失，而蜂王乳可以幫助維持神經醯胺的結構，建立良好的保水屏障，因此也有抗皺的效果。

挑選技巧

參考台灣養蜂協會的「蜂王乳品質標準」，癸烯酸是決定蜂王乳品質好壞的關鍵指標，要有至少 1.6% 以上的癸烯酸含量品質才較佳。

3. 蛋白聚醣

蛋白聚醣最常見的來源是萃取自鮭魚鼻軟骨，因結構的關係，和玻尿酸一樣帶有強力的保水特性，結構上還帶有類似表皮細胞生長因子的片段，可以刺激纖維母細胞生長，幫助合成玻尿酸和膠原蛋白。

也有研究顯示，連續兩週每天補充蛋白聚醣，有助減少眼下肌膚的皺紋量、改善毛孔大小和亮澤度，結合其幫助皮膚產生新膠原蛋白的功效，可以達到維持肌膚彈性、抗老的功效。

4. 神經醯胺（賽洛美）

神經醯胺是形成皮膚角質層的主要脂質成分，約占 50％，其次是膽固醇（25％）與脂肪酸（10 ～ 20％），有完整的角質層可以防止皮膚水分流失、抵禦紫外線輻射傷害、保護真皮層。但角質層是會代謝換新的，隨著老化，神經醯胺也會流失，導致沒有足夠的原料來維持保水角質層的結構，進而會有皮膚脫水、乾燥、產生皺紋等老化現象。

皮膚的保水顧好了，水潤度和彈性也會跟著提升，進而可以改善皮膚乾燥、搔癢，甚至是頭皮屑等肌膚缺水的情形。

5. 玻尿酸

大家對玻尿酸的功效應該已經非常熟悉，不外乎就是保濕和減少皺紋，但其實可以達到這些功效是因為補充玻尿酸可以刺激體內纖維母細胞增殖，使體內細胞產生更多玻尿酸，不僅增強保水效果，也維持了皮膚的完整性、提升皮膚亮澤度。

挑選技巧

· 原料由鏈球菌發酵物萃取的玻尿酸含量較雞冠萃取的高
· 挑選較安全的菌種

有些鏈球菌菌株具有溶血性問題，2013 年台灣保健食品學會研討會中，學者指出以選殖的鏈球菌菌種（Streptococcus zooepidemicus KP-001）進行發酵所產生的玻尿酸，能避免有溶血性物質產生的問題。因此在購買產品時可以注意此類產品的報告宣稱，認明菌種可以更加安全。

6. 穀胱甘肽

　　穀胱甘肽起初是用來治療代謝疾病的成分，然而後期研究發現穀胱甘肽強勁的抗氧化作用，可以保護肌膚細胞不被破壞，減少透明質酸（玻尿酸）降解，且有減少黑色素生成和保濕的功效，進而達到美白、亮澤的效果。

7. 輔酶 Q10

　　Q10 是普遍存在人體細胞中的脂溶性酵素，可以幫助代謝、對抗體內的氧化壓力，幫助肌膚修護，但會隨著年紀增長、外在環境影響，導致體內的 Q10 含量降低，可透過均衡的飲食或保健食品來補充。

8. 左旋 C

　　左旋 C 其實就是維生素 C，以學名（L-(+)-Ascorbic acid）來說應該要稱作「左型右旋式維生素 C」才對，只有右旋式的維生素 C 才能被人體吸收。日常生活很容易從新鮮的蔬菜水果中攝取維生素 C，若真的吃不足再從保健品補充。維生素 C 可幫助膠原蛋白合成，使肌膚變得有彈性、皺紋減少。且具抗氧化作用，可以保護肌膚避免受傷，也有美白的效果。

9. 大豆異黃酮

　　女性更年期後，體內雌激素分泌量減少，是內源性加速肌膚變化的原因，可能出現肌膚乾燥、彈性減少、傷口不易癒合、易產生細小皺紋等情形。而近年有些研究發現大豆異黃酮的結構類似雌激素，在人體中可以扮演類似雌激素的功能，啟動一些體內的保護機制，可能有減少皺紋、細紋，或是幫助膠原蛋白合成的功效。

保健食品功效表

保健食品	功效
膠原蛋白	・促進人體皮膚細胞增生 ・幫助合成膠原蛋白 ・刺激玻尿酸酵素的活性，增加人體皮膚玻尿酸的含量
蜂王乳	・抗氧化 ・減少黑色素累積 ・維持神經醯胺的代謝，幫助皮膚維持保水屏障
蛋白聚糖	・加速細胞增殖 ・生成玻尿酸 ・合成新膠原蛋白 ・抗光老化 ・增加肌膚彈性與肌膚含水量
神經醯胺 （賽洛美）	・防止皮膚水分流失 ・緩解發炎反應
玻尿酸	・防止皮膚水分流失 ・刺激纖維母細胞增殖 ・刺激玻尿酸合成
穀胱甘肽	・抗氧化 ・抑制透明質酸降解 ・減少黑色素 ・保濕
輔酶 Q10	・抗氧化及抗衰老 ・減少皺紋 ・增強細胞活性 ・促進免疫系統，強化身體抗抵力

左旋 C	• 幫助膠原蛋白合成，改善皮膚皺紋及鬆弛現象 • 修復紫外線對肌膚的傷害 • 美白、淡化斑點效果 • 抗氧化作用
大豆異黃酮	• 減少皮膚皺紋或細紋產生 • 幫助膠原蛋白合成，維持皮膚彈性

NOTE

吃出逆齡好膚質

作者	好食課營養師團隊
商周集團榮譽發行人	金惟純
商周集團執行長	郭奕伶
視覺顧問	陳栩椿
商業周刊出版部	
總監	林雲
責任編輯	黃郡怡
封面設計	賴維明
內文排版	洪玉玲
食譜攝影	張晉瑞
內頁插圖	葉庭安＆好食課提供
出版發行	城邦文化事業股份有限公司 商業周刊
地址	104台北市中山區民生東路二段141號4樓
傳真服務	（02）2503-6989
劃撥帳號	50003033
戶名	英屬蓋曼群島商家庭傳媒股份有限公司城邦分公司
網站	www.businessweekly.com.tw
香港發行所	城邦（香港）出版集團有限公司
	香港灣仔駱克道193號東超商業中心1樓
	電話：(852) 2508-6231　傳真：(852) 2578-9337
	E-mail：hkcite@biznetvigator.com
製版印刷	中原造像股份有限公司
總經銷	聯合發行股份有限公司 電話：(02) 2917-8022
初版1刷	2022年2月
定價	380元
ISBN	978-626-7099-00-1（平裝）
EISBN	9786267099131（PDF）／9786267099148（EPUB）

國家圖書館出版品預行編目資料

吃出逆齡好膚質/好食課營養師團隊著. -- 初版. -- 臺北市：
城邦文化事業股份有限公司商業周刊, 2022.02
192面 ; 17*22公分

ISBN 978-626-7099-00-1(平裝)

1.健康飲食 2.皮膚美容學

411.3   110020375

生命樹

Health is the greatest gift, contentment the greatest wealth.
~Gautama Buddha

健康是最大的利益，知足是最好的財富。 ——佛陀